依存症のすべて

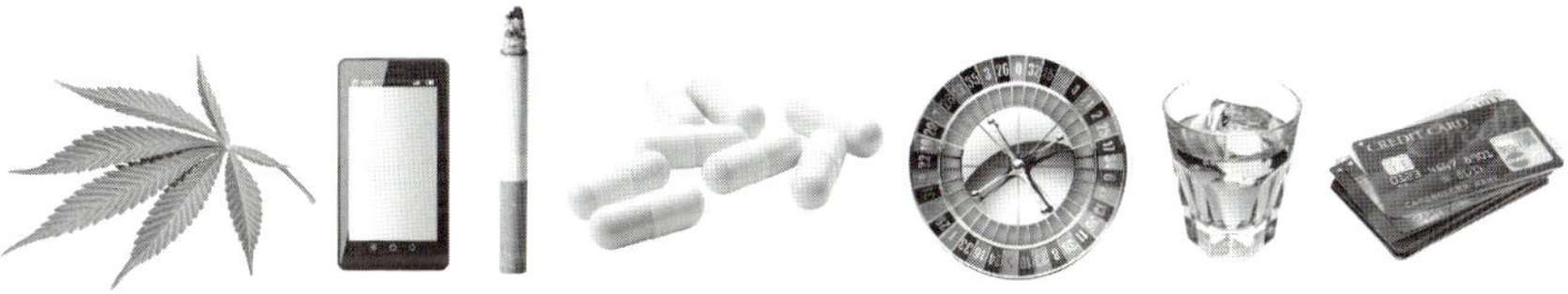

All About Addiction

「やめられない気持ち」
はどこから来る?

医学博士
廣中直行
Hironaka Naoyuki

講談社

依存症のすべて　目次

第3章　薬物依存症

第5章　依存症からの回復

第4節 心理療法 224

第5節 自助グループ 240

第3節 依存症から見えてくるもの 286

依存症のすべて

「やめられない気持ち」はどこから来る？

装幀——————重原 隆
本文イラスト——関根庸子
本文図表————長橋晢子
DTP—————山中 央

まえがき

心が疲れたとき、傷ついたとき、心の重荷を自分一人の力で支えるのは難しい。

そんなとき、アルコールやギャンブルに「気晴らし」を求めるのは自然な心理かもしれない。いっときの酩酊感《めいていかん》や高揚感が現実を忘れさせてくれるからだ。

しかし、こういったものは単なる「気晴らし」で終わらないことがあるから、気をつけなければいけない。

「飲みたい」「賭けたい」という気持ちがいつの間にか大きくなり、気がついたときにはそれらをやめることができなくなっている。家来だったはずの従者が主人になっていたようなものだ。

何かの行為がやめるにやめられなくなった状態を「依存症」という。本書は依存症の姿をさまざまな角度から解説したものである。

依存症というと、これまではシンナーや麻薬・覚せい剤などといった「薬物」の問題だった。依存症は医学や心理学の問題ではなく、犯罪の問題、薬物の規制の問題、社会のルールを守る心構えの問題であると考えられていたようだ。麻薬や覚せい剤に縁のない人にとって、依存症は遠い存在だった。

しかし、精神医学や脳の研究が進むと、麻薬や覚せい剤に惹かれる心理は、多かれ少なかれ誰の心の中にもあることがわかってきた。お酒やたばこなど、日常生活に溶け込んだ習慣も、心の持ち方によっては依存症につながる。

さらに、この一〇年ほどの間に、ギャンブル、インターネット、買い物（浪費）など、薬物以外の対象にのめり込む心理も依存症の一種と考えられるようになってきた。そうなると、依存症のきっかけは日常生活のいたるところにあり、私たちがそこに落ち込むのを黒い口をあけて待っているということになる。

本書では、薬物依存症ばかりでなく、薬物ではないものへの依存症も大きな問題として取り上げた。

第1章では、依存症の何が問題なのかが整理してある。

第2章では、依存症を生む心理について考えた。

第3章は、薬物依存症に関する解説で、代表的な薬物の特徴、薬物に反応する人間の脳の特徴などについて述べてある。

第4章は、薬物ではないものへの依存症に関する解説である。ギャンブル、浪費、インターネット（情報環境）、人間関係への「のめり込み」について、問題になってきた経緯や実態、今後の課題などを述べた。

第5章では、どうすれば依存症から回復できるのかを考え、依存症治療の原理と方法について述べた。

最後の第6章では、依存症を予防するために必要な社会のしくみについて考えた。

内容はできるだけ科学的な正確さを重視した。学問的な結論の出ていない問題については、特定の立場に偏らず、慎重な記載を心がけたつもりである。

本書が、依存症に悩む当事者や家族をはじめ、医療や心理の関係者、「依存症とは何だろうか？」と考えている人々の役に立てば幸いである。

第1章

依存症とは何か？

第1節

とらわれた人々

依存症は「頼った相手」にとらわれる病気

ある晩、彼はとても疲れて帰ってきた。仕事で問題が起こった。ちょっとしたトラブルなのだが、小さいうちに手を打っておかなければトラブルはなだれのように大きくなる。いま手を打つためには、明日さっそく何ヵ所かに連絡して用事を済ませなければならない。かなり面倒な用事だ。だが、解決が一日遅れれば、それだけ問題は大きくなる。その手順を考えていたら気が重くなった。

忙しいときに余計なことはやりたくない。トラブルの「犯人さがし」が始まったら収拾がつかなくなる。だから自分が矢面《やおもて》に立って事態を収めなければいけないのだが、簡単に片がつくとは思えない。

こんなことを考えていると目がさえて眠れなくなった。

彼はこういうときのためにウィスキーのポケット瓶を買ってある。ポケット瓶のキャップにウィスキーを入れるとだいたい四ccぐらい入る。それをキュッとあおると、じきに体が熱くなって眠くなる。だが、この日はそれだけでは眠れそうもなかった。

誰でも面倒な問題を抱えることはある。問題が起きるのは仕事や学校ばかりとは限らない。友人とのつきあい、家族との関係、隣近所とのやりとり……身の回りは面倒なことばかり。これまでは何とか破綻せずにやってきたが、本当は傷だらけだ。人にはそんなことがある。

そんなときには、何か自分を守る手だてが必要になる。本当はスポーツをしたり畑仕事をしたりするのがいいのだろう。音楽を聴いたり映画や芝居に行ったりするのもいいかもしれない。しかし、「傷」が大きくなってくると、近所をジョギングしていても、抱えている問題が頭から離れない。退屈な映画を観ているとイライラしてくる。思い切って数日休みをとっても、休みの終わりが近づいてくると気が滅入る。

世間で「心の病気」と言われるもの、たとえば引きこもったり、うつ状態になったりするのは、自分を守るための手だてである。ここのところがよく理解されず、「病気であることそのものが問題だ」「一刻も早くもとの元気を取り戻せ」と言われると、たいへんつらい。問題は「今病気であること」ではなく、「その前に何があったか」なのだが、そのことはなかなかわかってもらえない。

さて、自分を守るために「何かに頼る」という解決法がある。眠れない夜に備えてウィスキーのポケット瓶を持っている彼も、ふだんはストレートでウィスキーを飲むことはないので、これは「頼る」ための非常手段だ。

だが、何にどんなふうに「頼る」かが問題だ。一杯では眠れず、二杯、三杯とあおり続けると、結局は翌日までアルコールが残り、仕事の連絡などどうでもよくなってしまうかもしれない。そうなると問題はさらに大きくなり、大きくなった問題のことを考えるとますます憂鬱《ゆううつ》になってアルコールの量が増えるだろう。

この進行はどこかで食い止めないといけない。そうでないとやがて「酒を飲んで、酔う」ことの意味がだんだん大きくなり、しまいには人生の中心になってしまう。そうなったら彼は常に「酔いたい、現実を忘れたい」という願望を抱え、酒に「とらわれて」生きるようになってしまうかもしれない。頼りがいのある「友人」だったはずのウィスキーが、いつの間にか「ご主人」になっている……。

ごく大ざっぱにいうと、これが「依存症」と呼ばれる病気の姿である。「頼る相手」というか、「依存する対象」がある点がほかの心の病気と違う。

依存症は身近な病気だが、あまり知られていない。誤解されていることも多い。

まず、人はいったい何の依存症になるのか？　その範囲がはっきりしない。しばらく前までは、依存する対象というと、もっぱら化学物質だった。化学物質というと堅苦しいが、アルコール、たばこ、大麻、シンナー、覚せい剤、モルヒネやヘロイン、コカインといったあぶなげな「薬物」や、医師に処方される睡眠薬や抗不安薬など。つまり「クスリ系」のものばかりだった。

しかし、この頃ではパチンコやロトのようなギャンブル、ものをどんどん買い込んでしまう買い物（浪費）、インターネットなど、化学物質ではないものへの「とらわれ」も依存症の一種で、さらにはドメスティック・バイオレンスやストーカー行為など、ある種の人間関係への「とらわれ」も依存症に近いのではないかと考えられるようになってきた。

そうすると、たとえば依存症の対策を考えるとしても、どこまで対象を広げたらよいのだろう？ まずここに難しい問題がある。

次に、徐々にのめり込んでいってとらわれるようになった人は周囲の人から「病気である」とは思ってもらえないことが多い。ここにも難しさがある。

アルコールやパチンコなどは身近な嗜好品や娯楽で、問題なく楽しめている人も多い。だから病気との境目が見えにくい。どうかすると「そんなものをやめられないのはその人が弱いだけだろう」という話で終わりになる。

その反対に、頼る相手が麻薬や覚せい剤だったりすると、これは最初から犯罪である。こういうことは医学や心理学以前の問題だと考える人が多い。そんなものに手を出す人は厳しく罰すればよいのだ、社会から追放してしまえ、という声が聞こえる。

どっちみち「病気だ」と認識してくれる人は少ない。

もっとも多い誤解は、「普通の人はそんなことにはならない」というものだ。つまり、普通に育って普通に生きていれば、嗜好品の摂取や娯楽をエスカレートさせて病気にまでなることはないし、反社会的な行為に手を染めることもない。依存症というのは、育ちが悪いか、意志が弱いか、性格がゆがんでいるか、とにかく特別な人だけに起こる問題だろう。こういう声はよく聞く。しかし、決してそんなことはない。

酒にとらわれてしまったAさん

A氏は六〇歳。家族経営の会社の社長である。小さいながら会社をきりもりして、精いっぱい働いてきた。若いときから酒は嫌いではなく、飲むことも多かった。何と言っても経営者にとって地元の同業者や取引先、銀行や信用金庫とのつきあいは大事なのだ。

好況のころは良かった。金回りも良く、つきあいも楽しかった。だが、不況の時代がはじまり、会社の経営は苦しくなり、借金が残った。そのころから飲み方が「荒れた」。

酔って家に帰ってくるが、心底から酔ってはいない。家で飲み直す。そうすると奥さんやお嬢さんが体の心配をする。それが「カチン」と来る。怒鳴って暴れるようになった。思い余った家族が警察を呼んだこともある。だが警察は、「あんまり飲み過ぎちゃダメだよ」と諭すだけで帰って行く。

この頃では飲むのはもっぱら外だ。それも、楽しく飲んでいるというよりは、仕事を忘れ、家族を忘れるために飲む。飲むと必ず酔いつぶれる。今では酔いつぶれるのが目的だ。

飲まなければ「いいパパ」なのである。社長のつとめも忘れているわけではない。しかし、会社の業績は悪化する一方で、飲まずにはいられない。たまの休日はついつい朝から飲んでしまう。

パチンコにとらわれてしまったBさん

B氏は四五歳のサラリーマン。仕事はそつなくこなしてきた。一男一女をもうけ、幸せな家庭もあった。「あった」と過去形で書いたのは、今その仕事と家庭が危機に瀕しているからである。原因はB氏の借金だ。

借金ができたのはB氏のパチンコ好きが原因だった。若い頃から勝負ごとは好きだった。スリルがあるし、勝ったときの喜びは大きい。「男ならドーンと勝負すべきだ」という考えも持っていた。パチンコは気軽な気晴らしだった。日曜にぶらぶらと散歩をしながら、パチンコ屋の派手な店構えと陽気な音に誘われた。

この頃のパチンコは、いったん勝ち始めるとしばらく「勝ち」の状態が続き、「大勝ち」が出やすくなっている。こうなると、そこそこの勝ちでゲームを切り上げるのは難しい。最初はちょっとだけ借金をした。銀行のATMによく似た機械でローンができるから、預金を引き出しているフィーリングと変わらない。勝つこともあり、負けることもある。そこそこの勝負を続けているはずだったが、いつしかローンの額がふくれあがっていた。

じつは車を担保にとられているのだが、乗ったままでも返せるという話だったので家族には話していない。それだけでは足りず、給料の一部も返済にあてているのだが、ローンの元本はちっとも減らない。このままではいつか会社の金に手をつけそうで、それを思うと夜も眠れない。だが一方で、この状況をくつがえすには、いま一度「大勝ち」するしかないとも思っている。

この二人は、とくに意志が弱いわけでもなく、「問題な」環境で育ったわけでもない。ごく普通に仕事をしている人で、むしろ平均以上にバリバリと仕事のできる人だと言っていいだろう。こういう人でもアルコールやパチンコに「とらわれて」、依存症になってしまう。

このように依存症で困っている人はきっとたくさんいるはずだ。日本では実態調査がなかなか進まないが、アメリカでは成人人口のなんと四七パーセントがアルコール、ドラッグ、ギャンブルなど何らかの「依存症」という推計もある。

ところで、一口に「依存症で困っている」と言っても、そこにはさまざまな問題がある。この章では、依存症の何が問題なのかを考えることにしよう。

第2節
依存症の何が問題なのか？

依存症の広がり

依存症で悩む人は意外に多い。アメリカの「四七パーセント」はそのまま日本には当てはまらないとしても、たとえば、日本ではアルコール依存症の患者が推計で全国に約八〇万人いるという。その背後には、およそ二〇〇万人におよぶ「問題飲酒者」がいると考えられている。

喫煙者は減ってきたとはいえ、成人の喫煙率はおよそ二〇パーセント、五人に一人である。たばこが吸える場所はずいぶん減ってきたのに、どこに隠れているのだろうと思うくらいだ。

アルコールやたばこは合法だが、「やってはいけない」薬物に手を出す人もかなりいる。覚せい剤で検挙される人の数は、ひところよりは減ったが、年間におよそ一万一〇〇〇人。このうちの約半数が再犯、つまり一度つかまったのにやめられなかった人である（麻薬・覚せい剤乱用防止センターの資料による）。二〇一〇年の統計では、大麻での検挙件数は年間約三〇〇〇件、合成麻薬では約二〇〇件だった。つかまる人は一握りで、「試した人」や「やめられなくなった人」は、犯罪統計に表れた数値の何倍もいることだろう。

薬物以外の「依存症」も負けてはいない。パチンコ店の売り上げはこのところ年間およそ二〇兆円。これだけの金を別のところに使えば増税など必要なさそうに思えるが、それはそれとして、パチンコがやめられなくて困っている人はどのくらいいるのか？　これはまったくわからないが、過去一年間にパチンコをやったことのある人は、一〇歳以上の人口の約一〇パーセントである（総務省統計局「平成二三年社会生活基本調査」）。一〇歳の子どもがパチンコをするはずもないが、この調査が一〇歳以上を対象にしたものなので、統計上は「一〇歳以上」というほかないのである。

一〇歳以上の人というと、日本にはおよそ一億一七〇〇万人いるので、その一〇パーセントは一一七〇万人。そこで、じつに乱暴だが均等割りすると、パチンコをやった人は一〇歳から九〇歳以上までの全員が、一人当たり年間におよそ一七〇万円ほどパチンコにつぎこんだ勘定になる。もちろん、実際には均等割りなどということはないから、誰かが巨額の金をパチンコにつぎ込んでいるわけである。

さらに、インターネットやケータイにも「依存症的な」使い方があると言われる今日この頃、問題の線引きによっては「依存症」の人がどんどん増え、**あなたも私も何かの依存症と言われるかもしれない。**

もちろん、私はこうやって「人が増えた」といって問題をあおるつもりはない。精神医学では人数が多いから問題で、少なかったら問題ではないという考え方はしない。しかし、依存症が意外に身近な問題であるとすると、人の心について、あるいは、私たちを取り巻く社会について、考えなければならないことが増えてきていると思う。

「依存」と「依存症」の違い

ここで少し言葉の問題に立ち入っておきたい。似たような意味の言葉がたくさんあるので、どういう使い方をするのかをはっきりさせておかないと話が混乱するからだ。

まず、本書では「依存」と「依存症」を使い分ける。

「依存」を文字通りに解釈すれば、何かに頼って生きること、自分の力だけではなく、別のものの力を必要とすることである。私たちは食べ物に頼って生きているし、お金にも頼っている。これも依存である。

「依存」という言葉は、ただ単に「頼っている状態」を表しているだけで、そこに「良いこと」とか「悪いこと」とかいう意味は含まれていない。

糖尿病の患者の中にはインシュリンの注射が手放せない人がいる。狭心症の患者の中にはニトログリセリンが手放せない人がいる。こういうのも「依存」の一種なのだが、何ら問題ではない。

これに対して、**「依存症」は何かに依存したせいで、困ったことになっている状態**を言う。体を壊すのも「困ったこと」の中に入るし、仕事や学校の勉強、社会生活や家庭生活などが立ち行かなくなるのも「困ったこと」である。

この使い分けは医学一般の世界に浸透しているわけではないが、本書では意図的に使い分ける。

「依存」や「依存症」と似たような言葉に、「中毒」や「嗜癖《しへき》」がある。

今でも「アルコール依存症」というより「アルコール中毒」、略して「アル中」といったほうが通りがよいかもしれない。だが、「中毒」は医学用語で、その使われ方は「化学物質を使った結果として体に起こってくる問題」に限定されている。酔っぱらって意識を失ったら、それは「急性アルコール中毒」である。長年の深酒がたたって肝臓病になったら「慢性アルコール中毒」である。この「中毒」という言葉には「欲しくてたまらない気持ち」という意味合いは入っていない。

「欲しくてたまらない気持ち」を表すために、昔は「嗜癖」という言葉が使われた。嗜癖と依存の境界線を引くのは簡単ではないが、嗜癖という言葉は、依存よりも人間の「意志」を問題にしている。「嗜癖」を英語で言うと「アディクション」で、英語のこの言葉には「重度の依存状態を伴う心の病気」という意味がある。日本語の「嗜癖」はもっと軽いものまで含むという。本書の「依存症」は、英語の「アディクション」に近い語感で使っている。

こういう言葉の移り変わりを調べているだけで、あまり労力のいらない研究レポートができてしまうほどだが、患者や家族の役に立たない調べごとをいくら重ねても意味はない。それよりも、いろいろな言葉が、意味を考えず流行のようにだらだらと使われるのが困る。「活字中毒」「恋愛中毒」「ネット中毒」など、中毒という言葉が気軽に使われると、本当の中毒症状の怖さが隠れてしまう。

「依存」もそうである。「恋愛依存」「テクノ依存」「仕事依存」などといろいろな「依存」を並べられると、死を招くアルコール依存症や覚せい剤依存症の深刻さが吹っ飛んでしまう。そこで本書ではわざわざ「症」をつけたわけである。

それでは、依存症はいったいどうして「困ったこと」なのだろうか？

体と行動の問題

ここでは「困った」問題を二種類に分けてみる。まず、薬物やギャンブルなどは私たちの体や心に影響を与え、身体的な問題や行動の問題を起こす。これは言うなれば「直接の」影響である。

酒やクスリに手が出る、やめられなくなる、やめられないからまた手が出る、そうするとますますやめられなくなる……この悪循環が依存症の第一の「困りごと」だ。手を出す行為が「乱用」、やめられない状態が「依存」で、この悪循環が進むと、体に悪い影響が出てくる。この悪影響が「中毒」である。

「乱用」と「依存」と「中毒」は、**図1-1**に示すような関係にある。

乱用

「乱用」とは、「状況に照らして不適切な使用」のことである。

たとえばアルコール。宴席で勧められてグラスを何杯か傾けるのは「状況に照らして不適切」ではない。ところが、朝仕事に出かける前に一杯ひっかけて行くのは「状況に照らして不適切」である。自動車を運転するとわかっているのに飲んでしまうのは、「状況に照らして不適切」の中でも最も悪質だ。

図１-１　「乱用・依存・中毒」の関係

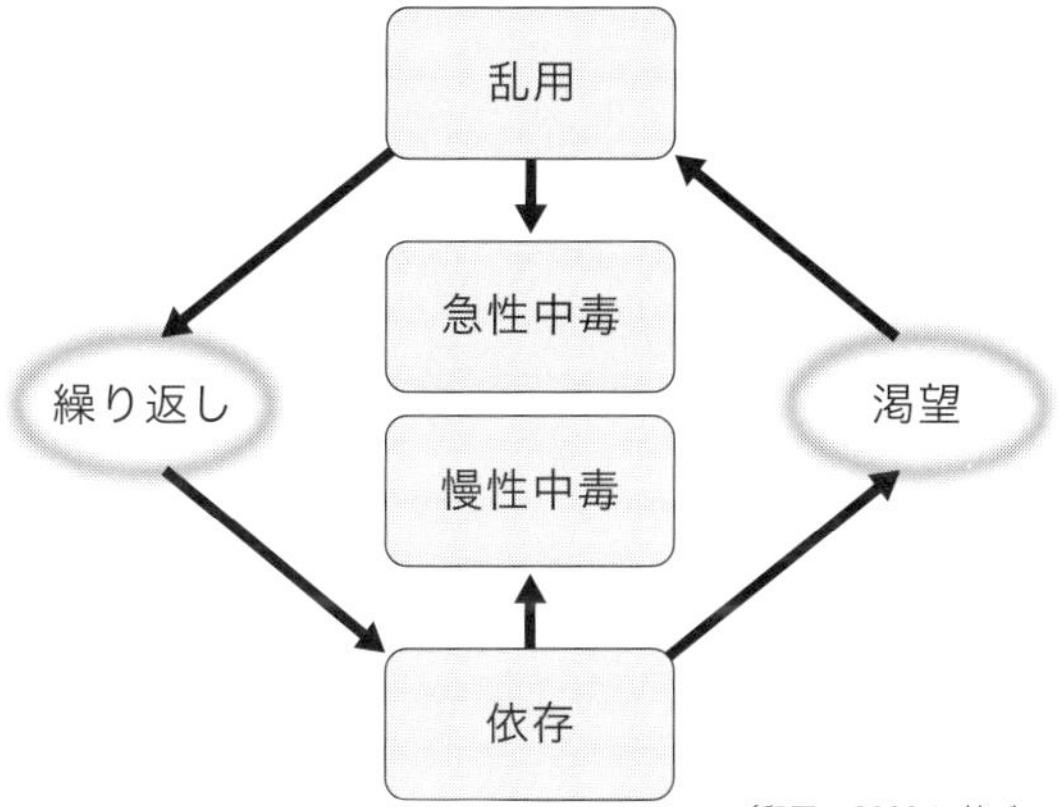

（和田，2000 に基づいて作成）

「状況」の中には自分の体調も入る。肝機能の検査値が悪いのに酒に手が出てしまうのは「状況に照らして不適切」であり、体調が良くないときに酒に手を出すのも「状況に照らして不適切」である。このような行為を「乱用」と言う。

覚せい剤や大麻のように、そもそも違法なものには「適切な使用場面」というのはない。こういうものの場合には、最初に手を出すときから「ルールを破る」という決意がある。初回から立派な「乱用」である。この心理は、いつの間にか願望が強烈になったということでは説明できない。ただし、正直に言えば、やってはいけないことをやってみるのは、ちょっとした快感なのである。

私たちは思春期になると、社会にはどうしていろいろなルールがあるのかと疑い始める。たとえば、なぜ歩行者は道路の右側を歩き、自動車は左側を通らなければならないのか？アメリカでは自動車は右側通行ではないか？

社会のルールの多くは恣意的《しいてき》に定められているに過ぎない。その合理性を疑い、根拠を疑い、じつは根拠が弱いかもしれないことを証明するために、ちょっと破ってみる。これは自我が目覚めたときに起こる自然な行動だ。

それに、思春期を迎える頃には、大人が決めたルールよりも、友だちや仲間が作っている「おきて」のほうが強いと思うこともある。これもまた自然な心理だ。

ところが、こと薬物に関するかぎり、「ちょっとした快感」ではすまないからタチが悪い。あえてルール破りを続ければ、それこそいつの間にか深みにはまる。また、結局はブラックな裏社会を儲けさせることにもなる。

乱用の問題は薬物以外の依存症でも起こることがある。

たとえば、株に熱中している人がいるとしよう。株の取引は資本主義を支える正常な経済活動のはずだが、今日では、そのやりすぎは「ギャンブル依存症」に近いものと考えられるようになってきている。こういう人が仕事中にちょっとインターネットで株価をのぞき、売り買いの注文を出す。「ちょっと」とはいえ、そもそも就業時間中にこういうことをやってはいけないだろう。それに、すぐに「ちょっと」ではすまなくなる。これも「乱用」の一種なのである。

寝なければ体に悪いとわかっているのにネトゲ（オンラインゲーム）を始めてしまうのも「乱用」、好きな人（自分が勝手に好きと思い込んでいる人）の気持ちが知りたくて夜中の二時や三時にメールを送り、返事がないとキレてしまうのも「乱用」の一種と言ってよい。要するに、**とらわれた気持ちのせいで行為に歯止めがきかなくなってしまうのが「乱用」である。**「乱用」は目に見える行為の問題と言える。

依存

依存症の本体は「欲しい」という強い願望である。これを専門家は「強迫的な欲求」という。「強迫的」とは常に激しく「欲しい」気持ちが起こり、その気持ちを自分の意志では抑えることができないという意味だ。「渇望」と言うこともある。

乱用と依存は表裏一体である。**乱用を繰り返すと依存になり、依存になると乱用に拍車がかかる。**乱用は目に見える「行為」だが、依存とは、その行為の裏にある「状態」で、目で直接見ることはできない。

薬物を体の中に入れたり、ギャンブルに手を染めたりすると、渇望は一時的に抑えられる。だが、あくまで一時的だ。やがて、前よりも強い渇望に襲われる。このようすを、ジョージ・クーブというアメリカの神経科学者は、**図1-2**（34ページ）のように、上下運動を繰り返しながらだんだん落ち込んで行く波のような動きにたとえた。

図1-2　依存症の進行と気分の上下運動

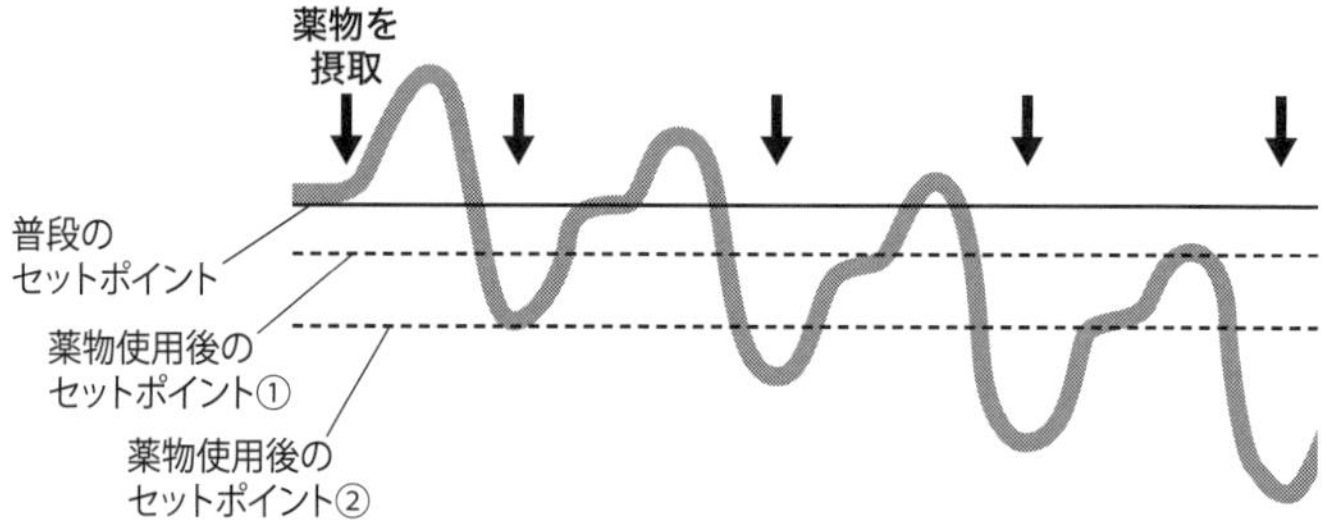

(Koob & Le Moal, 2001 に基づいて作成)

もともと人間には気分を一定に保とうとする心理がある。たとえば、男性がバレンタインデーにたくさんのチョコレートをもらったとか、研究者ならば論文が一流の学術雑誌に受理されたといったようなうれしいことがあって「ハイ」になったら、その気分を落ち着かせるために、気分を「ダウン」に持っていく反応が起こる。

その逆に、待ち合わせた友人が来なかったとか、何かの試合に負けたとかいったような悲しいことがあって落ち込んだときには、気分を持ち上げて元に戻そうとする反応が起こる。日常生活で普通に起こる気分の上下は、ほぼ一定のレベルに保たれている(図中「普段のセットポイント」)。

気分を一定に保つメカニズムは、薬物やギャンブルなどで異様に「ハイ」になったときにも働く。しかし、図の波形からわかるように、一時的な「ハイ」の後に「ダウン」になると、その後、元のレベルまでは回復せず、それよりも下にとどまってしまう(図中「薬物使用後のセットポイント①②」)。

なぜだろうか？　まず、「ハイ」のレベルが高過ぎるからである。異様に高いところに持ち上げられると、元に戻そうとする強い力がはたらくため、「ダウン」後は「元のレベル」よりも低い位置にまで下がる。

また、とくに薬物の場合は、体が「慣れて」しまう。クスリは体にとっては異物なので、体はその影響を打ち消そうとするのである。その力が働いているときに、もう一回クスリを体の中に入れても、以前と同じ量では同じような「ハイ」を味わうことができない。そこでクスリの量やクスリを使う回数が増える。そうすると、それに応じて打ち消す力も強くなるので、「ダウン」も大きくなる。こうして、セットポイントはどんどん下がっていってしまう。ギャンブルにもこれと似たところがある。

さらに、クーブは心理的な問題も大きいと言っている。薬物をやった後には「またやってしまった」「やっぱりクスリを使わないと生きていけない」「自分はダメな人間だ」という後悔や自虐的な気持ちが起こる。そのために気分のダウンが大きくなるというのである。

中毒

依存症を起こす薬物は体にいろいろ悪い影響を与える。これには「急性」の影響と「慢性」の影響がある。

「急性中毒」というのは、化学物質を一回使ったときに起こる悪影響のことである。「急性アルコール中毒」という言葉を聞いたことがあると思う。アルコールは麻酔薬なので、神経の活動を抑える。酩酊して歩けなくなったら、それはもう急性アルコール中毒なのである。生命維持にかかわる神経活動が抑えられたら、命が危ない。

一回使ったときに起こると言っても、初体験のときとは限らない。何度も化学物質を体に入れていると、化学物質の効果に体が慣れてくる。そうなると、常人では考えられないような大量の化学物質を一時に使うことがある。アメリカでよく問題になるのはコカインである。コカインには血管を縮める作用があるので、大量に摂取すると心臓が止まる。ホイットニー・ヒューストンが亡くなったのも、このような急性中毒だった可能性がある。

一方、慢性中毒は化学物質を長期間使い続けたときに起こる。アルコールでは肝障害や脳の障害、たばこでは虚血性の心疾患やガン、覚せい剤では幻覚や妄想といった精神病状態、シンナーでは脳の萎縮、確実にわかっていることだけでもたくさんの問題がある。いったんこのような状態になってしまうと、基本的には元に戻らない。

ギャンブルやネットのような薬物以外の依存症では、体に直接、中毒症状が起こることはない。ただし、もともと心臓病の傾向がある、喘息の傾向があるなどの身体的な問題が、歯止めのかからない「乱用」のせいで悪化する可能性はある。このようなケースは厳密には「中毒」とは言えないが、広い意味では「中毒」の一種と言ってよい。

社会的な問題

身体や行動に起こってくる問題のほかに、「依存症」という生き方から起こってくる社会的な問題がある。これは「間接的な問題」と言えるが、ばかにはできない。というよりも、この社会的な問題が深刻なところに依存症の難しさがある。

社会生活の破綻

バンドの夢を捨てた？　C君

だいぶ昔の話だが、風邪薬の乱用がはやったことがある。少し甘く苦い液状の風邪薬で、瓶に小さなカップがついていて、普通はそのカップに八分目ほどの量を飲む。この瓶の中身を全部一気飲みすると、せき止めの成分が大量に吸収されて、酩酊に似た感じが起こる。

二〇代の青年C君は、高校の頃からバンドがやりたかった。大学に入ってバンドを始めたのだが、彼には秘密があった。高校時代の遊び仲間から風邪薬の一気飲みを教えられて、それがだんだんエスカレートしてきたのだ。どういうわけか、彼は遊び仲間の誰よりも強く、一気飲みの「酔った感じ」のとりこになってしまったようである。ぐっと一瓶飲むと、練習なんかはどうでもよくなる。せっかくバンドを組んではみたものの、メンバーとの約束をたびたび反故にするので、いつしか孤立してしまった。「アイツは何か変なことやってる」と思われるようになったのか、大学に顔を出しても誰も話しかけてこない。

そうなるとますます、彼は一人でクスリをあおることが多くなる。薬局で大量に買い込むから、薬局のほうでも怪しんで、同じクスリを売ってくれなくなった。そうなると別の薬局を探す。となりの町まで出かけることもある。こういう状態が続き、今ではバンドも大学もどこかに行ってしまった。

ネトゲに生きる？　D君

高校生のD君はほとんど学校に行っていない。彼はネトゲにはまっているのである。もともと中学校のころから学校は好きでなく、一人の世界に閉じこもっていることが多かった。そんな彼にとってネトゲは、自分が本来持っている勇気や決断力を示す良い機会なのであった。

ネトゲ、つまりオンラインゲームをやるためには、まず対戦相手や仲間（ＰＴ）を探さなければならない。いったん始めると仲間から次々にメッセージが送られてくる。スキルが上がってくるとアドバイスを求められることもあり、アドバイスを送るとどっと感謝のメッセージが届くこともある。自分は頼りにされているのだと思える。

プレイに熱中して、気がついたらもう夜明けである。さすがに体がもたない。寝ようとするが、ゲームの興奮が頭から抜けない。太陽が高くのぼっても「あのときああすれば良かった」「今度はこうやってみよう」、こんなことを考えながら、やっと少しうとうとしたと思ったら、すでに陽が傾いている。何気なくログインしてみると、いつものＰＴが待っている……。

こういう生活だから、学校どころではない。この世界を自分の力で泳ぎきって行ければ、とくに問題はないのだが、最近疲れ気味で、自分が振り回されているような気もしている。

依存症になってしまうと、こんなふうに友人や学校、家庭や仕事が「どうでもよくなる」。これが「社会生活の破綻」である。しかし、「破綻」という言葉で簡単にすませてよいものだろうか？　ここには少なくとも二つの問題がある。

まず、化学物質を手に入れたり、ギャンブルやゲームの世界でそこそこにやっていったりするためには、かなりの努力が必要である。はためには破綻《はたん》しているように見えても、本人は大まじめで苦労している。要は、生活の中で何が大事かという、労力の配分の問題である。その配分がおかしくなってしまうのだ。

それに、まっとうな社会生活を送るのはけっこう面倒だ。知っている人に出会ったら挨拶をして、愛想のひとつも言わなければならない。いつもだらしない恰好をしているわけにもいかない。仕事がのろければ叱られる。学生は試験の連続で、社会人は評価の連続だ。

世間で生きて行くために、私たちはいくつもの仮面をかぶっている。夫の顔、父の顔、年老いた親に対しては子の顔、上司に対しては部下の顔、部下に対しては上司の顔。本当の自分の顔はどこにあるのか? こんなわずらわしいものはバッと脱ぎ捨てて、裸の自分に戻りたいではないか。

依存症になったら、こういう願望がある程度は満たされるのだ。とはいえ、そのためには学業や仕事といった社会的な役割を犠牲にしなければならない。

経済生活の破綻

依存症は経済問題でもある。

かつて、電話といえば固定電話が主流だった頃には、金融業者からの電話を家族が受けたことがきっかけで、薬物問題が発覚するということが多かった。あるとき怪しい電話がかかってくる。相手が何の用件なのか言わないで切ることもあるが、あからさまな借金の取り立てということもある。驚いて本人を問い詰めてみると、じつはクスリに手を出していたという。

「この問題が発覚すると仕事をクビになる」という泣き落としや、「もうこれで最後にする。誓って今回だけ」などという誓いの言葉を信じて、家族は「一度だけ」借金を肩代わりする。しかし、「今回だけ」「これっきりで終わり」ということは、問題が依存症の場合、あり得ない。この頃では連絡に固定電話を使う人が少なくなり、みなケータイで用事を済ませるから、家族の誰かがいつの間にか大きな借金を抱えていても、それに気付くのが遅くなった。

いったい、人は依存の対象にどれくらいの金を使うものだろうか？

私はかつて、たばこを吸う大学生と、ほぼ毎日ゲームをする大学生をそれぞれ二〇人ほど集めて、二週間ほど日記をつけてもらい、たばことゲームの「値踏み」をしてもらったことがある。「今日一日で一番たばこが吸いたいと思ったとき、あるいはゲームをやりたいと思ったとき、お金をあげるからやめてと言われたら、いったいいくらならあきらめるか？」という質問に答えてもらうのである。

その答えは一〇円から一〇万円以上までバラつき、ちょっと見ただけでは真面目に答えているのかどうか疑問に思うようなデータだった。しかし、横軸を対数尺度（1、2、3、4ではなく、1、10、100、1000……）にしてみると、けっこうきれいなグラフを描くことができた（42ページ図1－3）。その中央値を取ってみると一〇〇〇円だった。たばこの場合、「一箱一〇〇〇円」ではない。「一本一〇〇〇円」である。本当に欲しいときはこのぐらいの気持ちになるものだ。

図1-3　たばことゲームの値段

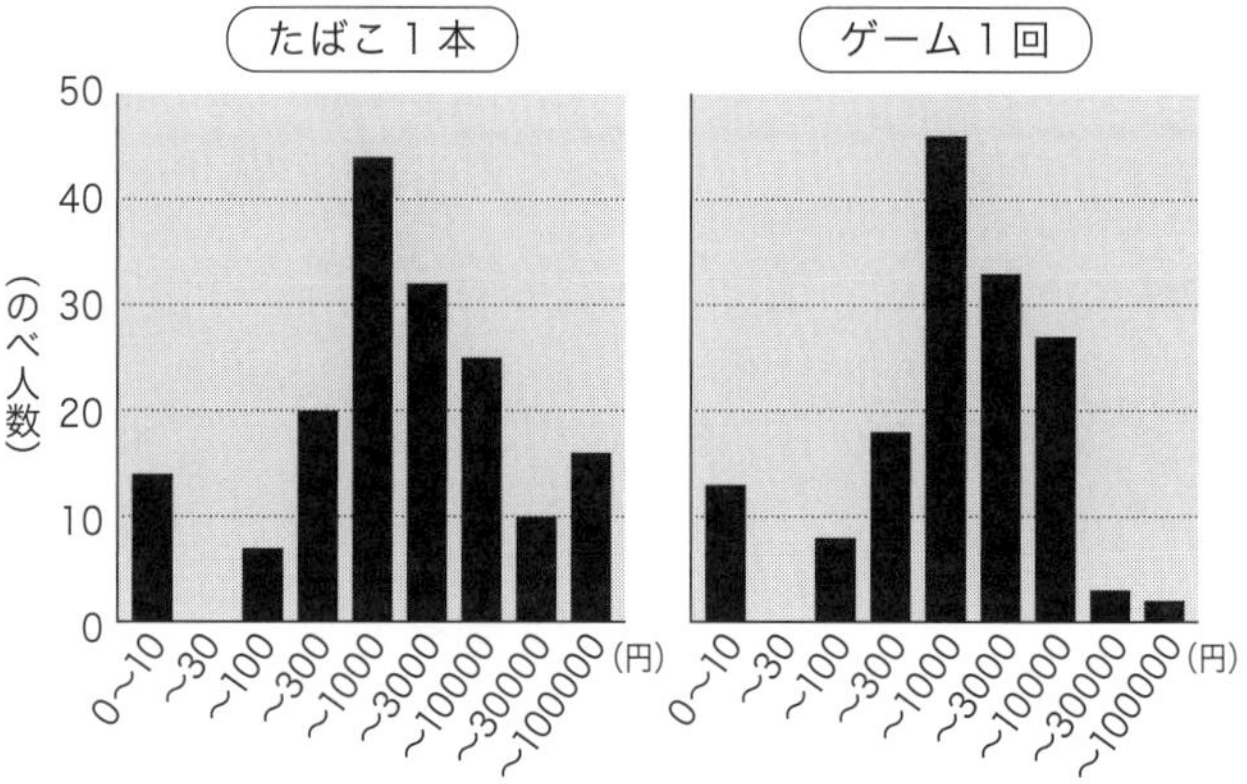

（廣中，2005 に基づいて作成）

しかもグラフを見ると、たばこにはもっと高額なところに何人かのかたまりがあることに気づく。いまのたばこは、値上がりしたとはいえ一箱四〇〇円程度、一本あたり二〇円ぐらいである。本気で吸いたい人の気持ちまでにはまだだいぶ余裕があるということなのだろう。

覚せい剤ともなると、末端価格で一グラム一〇万円とも言われる。こういうものの原価を計算してみるのもばかばかしく、私もくわしいことは知らない。だが、その金の多くが「運び屋」や「売人」の手に落ちる。いくら値段を吊り上げても「カモ」が存在する、おいしい商売なのである。

経済生活の破綻は、化学物質以外の依存症でも深刻だ。

ギャンブルの問題はまさに借金の問題である。考え方を変えれば、無尽蔵に使える金があれば、「ギャンブル依存」という問題は起こらない。とある大企業の経営者が何億円も賭博に使って問題になったが、あれは公金だったから問題になったのである。

いったいギャンブルの依存症になると、どれくらいの借金を抱えているものだろうか？ギャンブル依存症の患者一〇五人の借金額を調べた報告によると、借金が「ない」という人も五人いた。その一方で、最も多い人は七〇〇〇万円（！）。中央値は五三〇万円、最頻値（いちばん人数の多い金額）は一〇〇〇万円だった。借金一〇〇〇万円というとかなりの額、というより私には想像もつかない額である。しかもこれは何かを手にした代償ではなく、文字通り、捨てられた金なのだ。ちなみにこの患者たちの八割以上が、自分の力では借金が返せない状態を二回以上経験して、ようやく病院を受診したという。

オンラインゲームも経済問題を生んでいる。最初は無料だが、いろいろなアイテムを手にしようとすると課金される。そのひとつひとつの額は小さく見える。だが、小さいうちにやめることができないのが依存症である。

クスリであれギャンブルであれ、ひとたび借金が始まったら問題の性質が根本的に変わる。借金が借金を生み、心と体の対策だけではもはや手に負えない。

人間関係の破綻

学校をサボり、仕事をせず、借金はかさむ。このような状態になってくると、人はウソをつく。クスリを買う金が欲しいのに、「クルマが壊れた」とウソを言う。本当は仕事をクビになったのに、まだ仕事に行っているようなフリをする。「もうギャンブルはやめた」と言いつつ、本当はやっている。「悪いヤツだなあ」ですませることはできない。

平均すると、人は誰でも一日一回はウソをつくという。どうしてウソをつくのだろうか？　ウソは「社会的な潤滑油だ」という意見がある。「ウソも方便」という言葉があるとおり、誰かとの人間関係を壊したくないときにウソが出る。バレなければ問題ない。しかし、ウソはどうしてもバレる。ひとつの小さなウソをつくと、その作り話とつじつまを合わせるために、別のウソをつかなければならなくなる。このようにしてウソの輪は際限なく拡大する。

こちらがウソをつき、相手もまたそれをウソだと思うようになると、お互いの信頼関係が崩れる。そうすると結局は家族や友人との人間関係も壊れる。人間関係が壊れたら、そのこと自体が心の傷になる。本当のことを言っても信じてもらえない。その悔しさはたまらないだろう。一方、家族の側も「あの子の言うことが信じられない」という疑いを抱えながら生きる。それも苦しい。

家族や友人との人間関係は崩れるが、決してひとりぼっちになってしまうわけではない。じつは、新たな人間関係ができてしまうのである。それはクスリ仲間、あるいはギャンブル仲間といった人たちだ。家庭や学校、仕事場を「こちら側」、新しい人間関係を

「あちら側」とすると、「あちら側」の人間関係はそれなりに「濃い」。簡単に「足抜け」ができるものではない。そうなると、ここには化学物質やギャンブルなどへの依存と同時に、人間関係にからめとられるという二重のしばりが生まれる。

こういうわけで、三〇年ほど前の話ではあるが、アメリカの社会薬理学者マリー・ジャホダは「依存症は仕事の陰画である」という、一見すると突拍子もない説を出した。

依存症の人生を考えてみると、まず第一に毎日の生活にスケジュールがある。第二に他人との接触がある。第三に「何かを集める」のが目標だ（ビジネスは金や顧客を集める、依存症はクスリを集める）。第四に活動的になる。第五に社会的な地位ができる（オレはこのあたりではちょっと知られた顔だ、という感じで）。こういう特徴は、私たちが普通の仕事の世界で持っている特徴と同じだというのである。仕事の陰画であるからこそ、人は「依存症人生」の中に第二の生き甲斐を見つけてしまう。

この説はあまりまともに受け取られなかったようで、その後メジャーな考えになったという話は聞かない。しかし、案外正しいのではないかと私は思う。依存症の世界は現実の世界の裏返し、一種のパラレルワールドではないだろうか。努力も必要、資金も必要、（そのスジの人との）信頼関係も必要。いいことは何もないが、人は一生懸命、依存症を「生きている」と言えるかもしれない。

第3節

依存症とはどんな病気か？

精神医学の診断から

心の医学は体の医学とは違う。体の医学ならば、「熱はありますか？」「血圧は高いですか？」「血液検査の結果はどうですか？」というような証拠を積み重ねて「あなたはこの病気でしょう」という診断がつけられる。しかし、心の医学には、そのような客観的な「ものさし」がない。だから、ある医師が「あなたは依存症です」と判断した人を別の医師が診ると、「あなたは依存症ではない」と言うかもしれない。

これでは困るので、誰が診断しても基本的に同じ結果が出るように、一種の判断基準が作られている。有名なものには、世界保健機関（WHO）が作った「国際疾病分類（ICD）」や、アメリカ精神医学会（APA）が作った「精神疾患の分類と診断の手引（DSM）」というものがある。

DSMは二〇一三年に第五版（DSM－5という）となり、ICDは二〇一五年に第十一版（ICD－11という）が出る予定である。DSMはアメリカの学会が作る基準ではあるが、事実上の世界標準であり、若干は国際的な意見も入っている。ICD－11はDSM－5とほぼ同じになるように改訂されるはずである。

DSM－5の特徴は、（1）臨床的な有用性を重んじる、（2）エビデンス（研究による証拠）を重んじる、（3）いろいろな病気に「横断的に」見られる症状を重んじる、（4）正常な心理との境界線を明確にする、といったことだという。

（1）に関しては、いろいろな症状の重症度を記録するようになった。（2）については、実証的な論文に基づいて、従来からの病名がだいぶ変わった。（3）の関係では「クロスカッティング（横断的）な評価」という考えを使い、どんな心の病気であろうと、抑うつ気分、不安の程度、身体症状、睡眠の質、薬物を使っているかどうか、といったことについて評価することになった。（4）はなかなか難しいと思うが、医療現場での実用性を重要と考えているようだ。

さまざまな改良を加えて工夫されているDSMだが、DSM－5では依存症に対する考え方が大きく変わった。これまでは「乱用」と「依存」は別のものと考えられていたが（つまり、「依存」ではない「乱用」があると思われていた）、この二つは合体した。さらに、これまではギャンブル依存症が依存とは別の項目（衝動制御の障害）の中に入っていたが、薬物依存症と同じカテゴリーに入れられた。ネット依存症やセックス依存症についても検討を進めるという話である。日本語では「物質使用およびアディクションの障害

表1-1　物質使用障害の診断基準（DSM-5）

以下のような問題が12ヵ月以内に2つ以上生じ、臨床的に重大な問題や苦痛を引き起こしている

❶ 当初のつもりよりも大量に、あるいは長期にわたって物質を使用してしまう

❷ 使用の量を減らしたい、コントロールしたいという持続的な願望がある。あるいは、それを試みて失敗した経験がある

❸ 入手や使用のため、あるいは影響から回復するためといったような活動に費やす時間が増えている

❹ 渇望、強い欲求や衝動が認められる

❺ 職場や学校、家庭での重要な義務や責任を果たせないという事態が繰り返されている

❻ 社会的問題や対人関係の問題が持続的あるいは繰り返し引き起こされたり、悪化したりしているにもかかわらず、使用が続いている

❼ 物質使用のために重要な社会的活動や職業的活動、余暇活動への参加をやめたり、減らしたりしている

❽ 身体的に危険を伴う状況でも物質使用を繰り返す

❾ 物質使用によって、身体的もしくは心理的な問題が生じたり、悪化したりする事態が続いたり、繰り返されたりすることを知っていながら、物質使用が続いている

❿ 耐性が認められる（求める効果を得るための物質の量が著しく増える、あるいは同じ量を使い続けていると効果が著しく減少している）

⓫ 離脱症状が認められる（その物質に特異的な離脱症状がある。離脱症状を軽減したり回避したりするために、同じ物質や似たような物質を使う）

表1-2 ギャンブル障害の診断基準(DSM-5)

以下のような問題が12ヵ月以内に4つ以上生じ、臨床的に重大な問題や苦痛を引き起こしている

❶望みの興奮を得るために、掛け金の額を増やしてギャンブルをしたいという欲求がある

❷ギャンブルをやめたり減らしたりすると落ち着きをなくし、いらいらする

❸ギャンブルをコントロールしたり、減らそうとしたり、やめようとして努力したが、何度も失敗したことがある

❹ギャンブルにとらわれている(過去のギャンブル経験を生き生きと思い出す、次の賭けのことを考えているなど)

❺しばしばみじめな気分のときにギャンブルをする(無力感、罪悪感、不安、抑鬱を感じるとき)

❻ギャンブルで金をすったあと、別の日にそれを取り戻しに帰ってくることが多い

❼ギャンブルにどの程度のめり込んでいるかについてウソをつく

❽ギャンブルのせいで重要な人間関係、仕事、教育、または職業上の機会を危機にさらし、または失ったことがある

❾ギャンブルによって引き起こされる絶望的な経済状態を免れるために、他人に金を出してもらおうと頼る

群」という診断名になるはずである。

また、薬物の問題も全部をひとくくりにせず、アルコール、カフェイン、カンナビス（大麻）、幻覚薬、吸入剤（シンナーのたぐい）、オピオイド（モルヒネ、ヘロイン系）、鎮静・睡眠薬、精神刺激薬（覚せい剤やコカイン）、たばこなど、化学物質ごとに使用障害（乱用と依存）、中毒、離脱症状（クスリが切れたときに起こる症状）などの特徴が並べてある。つまり、総論はなく各論だけがあるという感じになった。

こういう考えも下敷きにしつつ、薬物依存症の最大公約数のような特徴を並べてみると、**表1―1**（48ページ）のようになる。ただし、今後は総論的なことはあまり考えなくなるから、これはあくまで参考だと考えていただきたい。ギャンブル障害の特徴は**表1―2**（49ページ）のようなものである。細かいところにいろいろ違いはあるが、とりあえず、この表に書いたようなところが、精神医学の考える「依存症」の姿といってよいだろう。

依存症を理解するための三つの視点

依存症は深刻で悲惨な病気である。

心の問題が大事であることは確かだが、薬物依存症の場合はとくに、**脳がどんな影響を受けるかを考えてみなければ依存症の心理や行動は理解できない。**これから研究が進めば、ギャンブルやネットに依存する心理も、人間の脳の働きに基づいていることがわかると思う。つまり、依存症を理解するには生物学的な視点と心理学的な視点の両方が大事ということである。

しかし、この二つだけで足りるわけではない。人が生きている社会的な背景も考えてみる必要がある。現代の日本がどういう社会なのか？　社会経済的な格差が拡がって貧困層が増え、「酒でもあおらなければやっていられない」人々が増えていないか？　あるいは、人が「つながり」を失って孤立するようになっていないか？

依存症を理解するためには、「生物」と「心理」と「社会」という三つの複合的な視点が必要である。そのうえで、**依存症という生き方を選ばざるを得なかった人の人生の物語をじっくり受け止めて、どんな支援があり得るのかを考えなければならない。**その物語の重さを示す例を紹介しよう。

やめたいのにやめられないEさん

子どもの頃から、「神経質な」とか「殻にこもった」などと言われてきました……地元の高校を卒業し、田舎から離れたいという思いで、東京の大学に進学しました……なんとか大学を卒業し、都内の病院に職を得ました。病院職員という仕事上、処方薬の知識が自然と入ってきます……仕事にも慣れた二五歳のとき、それまでつきあっていた男性から、突然別れを言い渡されました……不眠が始まり、ものが食べられなくなり、うつ状態に陥りました……ひとりの部屋に帰るとただ座っていることもできず、死ぬことばかりに思いがいってしまいます。

何も考えたくなかったので、休日には睡眠薬を多めに飲んで、丸一日死んだように眠りました。一年たって思い切って住む土地を変えた頃から、毎晩ひとりでお酒を飲むようになりました。酒量がどんどん増えるので、酒屋に行くのが恥ずかしくなりだしました。お酒で処方薬をまとめ飲みし、手首の試し切りをしてはパニックを起こして、電話で友だちを呼び出すといった行動も出はじめました……この頃から気分を変えてくれるものならなんでもよくなり、鎮痛剤のまとめ飲みをしたりしていました……より刺激の強いものが欲しくなりました。

勤め先から錠剤やアンプル、注射器を持ち出して、自分で打つようになりました。一度直接血管に入れてしまうとその刺激が忘れられず……最後には血管に針を刺す行為そのものに依存して、自分で採血した血をコーヒーの中に入れて飲むという、異常な行動を繰り返すに至りました……この頃になると、「誰かに助けて欲しい」という気持ちがとても強くなってきました。たまらないさびしさが襲ってきて、誰彼かまわず電話をかけたくなります。悲しくて悲しくて泣きながら使っているのですが、それでもやめることができません……。（『薬物依存研究の最前線』加藤信・鈴木勉・高田孝二　星和書店より抜粋）

この人の育った境遇と私たちが育った境遇が似ていれば、「その気持ちはわかる」と思えることだろう。だが、境遇が似ていなければ、どうしてこんなことになるのか、本当に深いレベルではわからない。では、この人と私たちには共通点はないのだろうか？　そんなことはない。たしかな共通点が一つある。それは、この人と私たちとの脳の構造である。人間は誰もが基本的に同じつくりの脳を持っている。だから、脳の働きに目を向けてみると、この人のさびしさやつらさがどこから起こってきたのか、アルコールや処方薬に何を求めていたのかが理解できるはずなのである。

また、この人がここまで追い込まれた背景には、今の日本の東京という環境の力も大きかったことだろう。大都会の自由と孤独、仕事と恋愛の難しさ、こういったことは私たちにもわかる。

依存症の人は、私たちがぼんやりと感じているさびしさやつらさを鋭く感じ、世の中のストレスを敏感に受け止める。弱い人でもなければ悪い人でもない。この人々は私たちに何かを教えてくれている。

本書ではこういう立場から、依存症の「心理」の問題を中心に、「生物」と「社会」という視点も大事にしながら話を進めていきたい。

第2章

依存症を生む心

第1節

人の心　〜この傷つきやすいもの

心は簡単に傷つく

この章では、人を依存症の対象に向けて動かしてしまう「心」の問題に焦点を当てよう。

人の心は傷つきやすい。デリケートで傷つきやすいところに人の心の問題が生まれる。また、そこに人の心の魅力もある。

人の心がいかに簡単なことで傷つくか、ひとつの実験を紹介しよう。**図2-1**のようなコンピュータゲームがある。これは画面の中の二人とあなたの三人で交互にキャッチボールをするゲームである。

ここでコンピュータに少し細工をし、しばらくするとあなたのほうにボールがまわってこなくなるようにしておく。仲間はずれにされるわけである。相手はどうせコンピュータの中のキャラクターだ。そうとわかっていても、これであなたの心はしっかり傷つく。このゲームは実際に神経科学の研究で応用されているもので、「心の痛み」の正体が意外に

図２-１　心の痛みを起こすゲーム：サイバーボール

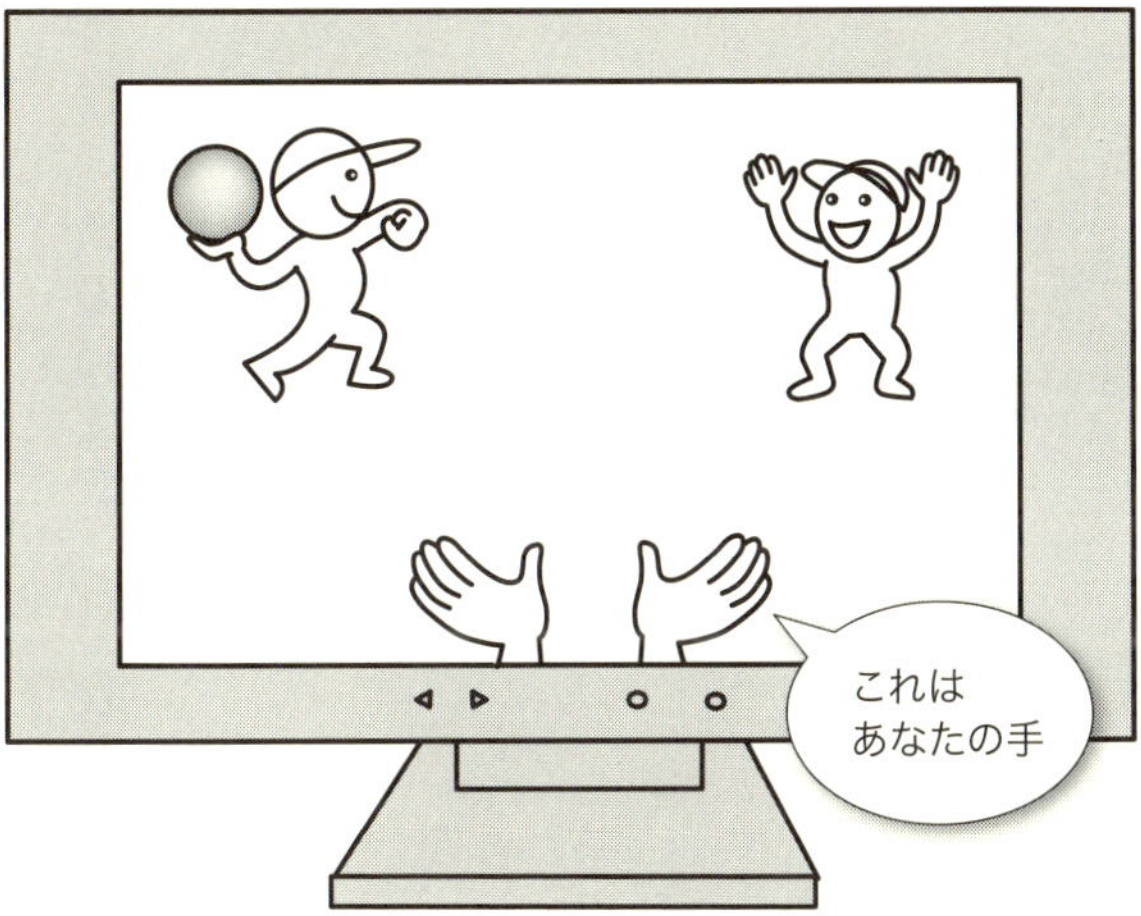

体の痛みに近いことがわかっている。
こんな傷つきやすさは、ある意味で魅力だ。人間の人間らしさを生む。心の弱さから詩や音楽のような芸術が生まれた。たとえば、「汚れちまった悲しみに、今日も小雪の降りかかる」（中原中也）といったような詩に私たちが魅力を感じるのは、この詩にうたわれた心の傷が読む人の心に共感を呼び、読者の心を打つからにほかならない。
芸術だけでなく、科学の発見も心の弱さというか、世間的な意味では強くない人間の心から生まれたと思う。たとえば、発明王エジソンは小学校を中退している。今の日本なら「不登校」といって大騒ぎだ。アインシュタインが数々の受験に順調に成功した秀才だったら、相対性理論は生まれていなかっただろう。

どうして人の心は傷つくのか?

小さな子どもは、どんなことでも自分の思い通りになると思っている。それは一種の万能感である。これを裏返せば、一人では何もできないということだ。だからこそまわりの人が何でもやってくれる。何でもやってもらえるから、万能感を持つ。

子どもが育つということは、この万能感を失っていくことである。少しずつ自分自身でできることが増えていく。しかし、そのためには、これまでには想像もしなかったような苦労が必要だ。誰かにやってもらっていたときのように上手にはできないから、失敗もする。失敗すると、「自分にはこんなこともできないのだ」ということを骨身にしみて味わう。

人間は常に傷つきながら大きくなる。そのときには、傷ついた自分をなだめる工夫が必要だ。この工夫を身につけるのも成長するうえで必要なことである。

このように書いている私自身、小学生にあがる前には自分のことを手先が器用だと思っていた。工作でも絵でも思い通りにできるように感じていた。ところが、学校でたくさんの友だちができてみると、自分はチョウチョをとるのもヘタだし、とったチョウチョの標本を作るのもヘタだった。絵もヘタ。粘土もうまく扱えず、ボールを上手に的に当てることもできなかった。今になって思い返してみると何でもないことのようだが、それまでの万能感がくずれたショックは大きく、学校に行くのがイヤになったこともあった。

それはそれとして、自分でできることの範囲が少しずつ広がってくると、一体自分にはこういうことができるのか、できないのか、常に自分に問いかけながら進まなければならなくなる。そこに不安が生まれる。結果として何かがうまくできて、不安が自信に変わればいいが、いつもそうとは限らない。「うまくできなかった」と思うと、自分の値打ちを低く見なければいけない。そこでさらに心が傷つくのである。

一人でいることの恐ろしさ

問題は、そういう「傷」がどうして依存症につながっていくのかである。これからいくつかのキーワードを取り上げて、そのことを考えてみたい。

まず、ひとつデータを見てみよう。子どもたちのシンナー遊びは今日では下火になったが、覚せい剤や大麻の乱用なども深い関係があり、下火になってきたからといって安心はできない。国立精神・神経医療研究センターでは全国の中学生を対象にして定期的に大規模な調査を行い、シンナー遊びや喫煙、飲酒、その他の薬物使用について実態をまとめている。

なぜ中学生を対象にするかというと、第一には、若いうちに問題を発見して手遅れになる前に対策を立てたいからである。だが、それだけではない。中学生までは義務教育なので、とにかく国民全員を代表するデータを取ることができる。実際に問題を抱えてしまった若者は高校に来なかったり働いていなかったりすることが多いので、高校生のデータでは、もはや実態をとらえにくいのである。

現在の最も新しいデータは二〇一二年度のもので、全国二三五の中学校を対象とし、回答が得られた一二四校、およそ五万五〇〇〇人の結果を分析してある。

図2-2
シンナーを吸引したことのある中学生の特徴

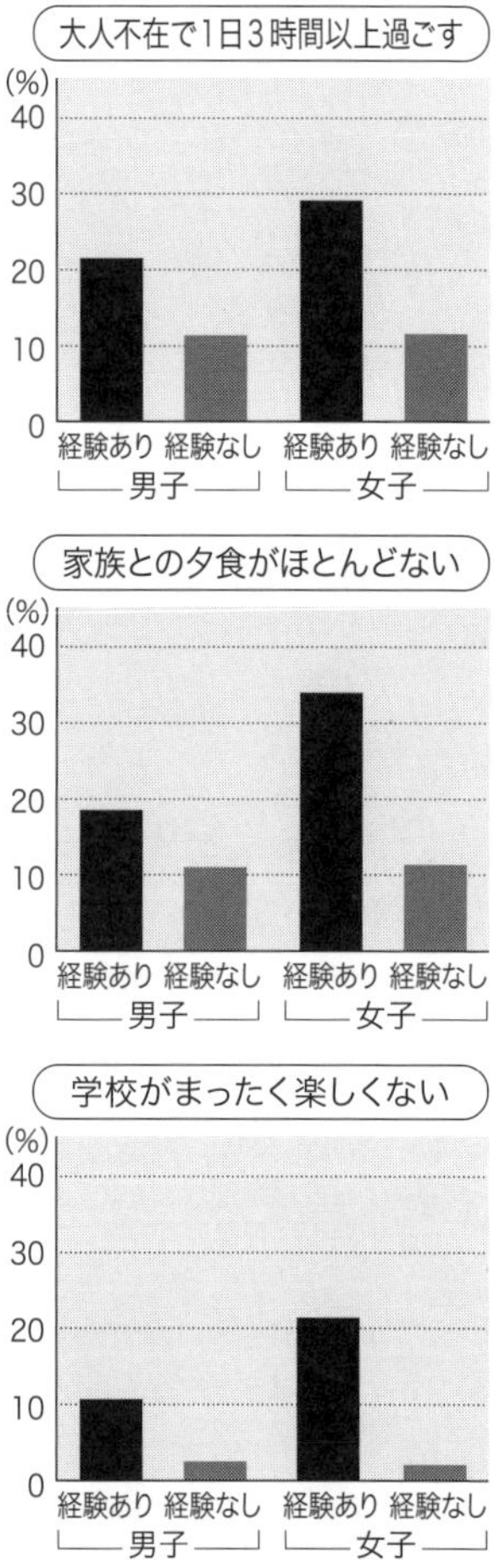

(和田，2013より一部を抜粋して作図)

それによると、シンナーを使ったことのある中学生は、そうでない人に比べて朝起きる時刻や夜に寝る時刻が不規則で、家族と一緒に夕食をとる機会が少なく、学校が楽しくなく、親しい友人がいない。

もう少し細かく見ると、「大人不在で過ごす時間が一日のうちでどれくらいか？」という質問には、男子女子ともにシンナーを使ったことのある生徒で「三時間以上」という回答が多く、まずこの点が目立つ（**図2-2上**）。家族と夕食を食べることもほとんどない（**図2-2中**）。「学校がまったく楽しくない」という回答も多かった（**図2-2下**）。このほか、「悩みごとがあっても親に相談しない」「親しく遊べる友人がいない」「相談ごとのできる友人がいない」という特徴もあった。

この調査結果を眺めていると、「一人でいることの恐ろしさ」が見えるようだ。自分が語ることに耳を傾けてくれる人の姿が見えず、自分のことを気にかけてくれる人の姿も見えない。中学生は、心に幼さを抱えていて、しかも急速に成長する不安定な時期でもある。性の衝動も生まれる。大人の言うことがバカバカしく思える。それなのに孤立している。どこかに心の幼さを抱えたままでこのような状態に追い込まれてしまったら、それは悲しく、寂しく、恐ろしいことではないだろうか。

「心の居場所」のなさ

「一人でいることの恐ろしさ」の反対側にあるのが「心の居場所」という考えである。これはここ一〇年ほど、日本の心理学でよく言われるようになった。

「居場所」とは、自分の存在を感じることのできる場所、安定していられる場所、また、ある種の充実感を感じることのできる場所だという。

この言葉は、もともと不登校の問題について専門家が考えているときに生まれた。学校がそういう「居場所」になっていないから、学校に来たくない子どもたちが増えるのだという。最初は子どもの問題と考えられたが、この頃では乳幼児から中高年まで、幅広い年齢層に関係があるとされている。シンナー乱用についての研究報告書でも、薬物を乱用する中学生は「居場所のない子どもたちである」と言われている。

それでは「心の居場所」とは何なのか？

「居場所感尺度」というものを作り、「居場所感」の特徴を分析した研究によると、「自分がありのままでいられる場所」「自分が必要とされていると感じられる場所」が「居場所」である。「ありのまま」とは「これが自分だと実感できるものがある」「いつでも自分らしくいられる」というようなこと、「必要とされている」とは、「関心を持たれている」「私がいないと〇〇が寂しがる」といったことである。

「心の居場所」は、その言葉から連想するのとは違い、「自分の部屋（個室）」や「食後のひととき」といったような空間や時間、つまり物理的なものだけではない。「友達と一緒にいるとき」「家族と一緒にいるとき」など、人間関係を「居場所」と感じる人も多い。

また、興味深いことに、「居場所」で起こるできごとがすべて楽しいわけではない。「むなしくなったりする」「おもしろくない」「まったく落ち着くわけじゃない」といったネガティブな感情を感じることもかなりある。なぜならば、居場所では「自分で自分を見つめ直す」からである。自分の姿がはっきり見えてしまうので、不愉快になることもある。それも大事なことだ。「居場所」では基本的にボーッとくつろいでいるが、そればかりではない。「これからの計画や将来のことを考える」「その日何があったかをいろいろと思い出す」など、居場所は積極的に活用されている。

私なりに「心の居場所」を考えてみると、それは動物の「なわばり」に近いものではないかと思う。もともと「なわばり」とは、少ない資源を分けて、無用な闘争を避けるために作られるものだ。なわばりに侵入者が入ってきたら闘いになるが、なわばりを守っているほうが勝つ。これは、個体が強いか弱いかには関係ない。その証拠に、なわばりを守って勝ったほうを今度は別の個体のなわばりに連れて行くと、そこでは負ける。つまり、アウェーの試合には必ず負けるようになっているのである。

動物の行動と人間の心をそのまま結びつけるわけにはいかないが、どこか似たところがあると考えると、「心の居場所」のない人は、あらゆる心理的な勝負に常に負け続ける。これはなかなか恐ろしいことではないだろうか。

そこで、「なぜ依存症か？」という問題である。

ここから先はあくまで私の考えだが、人は依存の対象とたわむれているときに「居場所感」を得られるのではないだろうか。居場所を求める気持ちは誰にでもある。居場所なしでやっていけるほど人間は強くはない。現実の世界に居場所がなく、話せる友人や家族もなく、自分をじっくり見つめる余裕もないとなると、その気持ちは何か別のものに向かっていく。それがたとえば大麻のふんわりした酩酊感や、パチンコ屋のにぎやかな音や光などではないかと思うのである。

自己効力感を上げてくれるもの

私たちには、自分のやることを見ているもう一人の自分がいる。

たとえば、会社員が営業に出向いたとする。今日一日で一〇軒訪問したが、ひとつも契約が取れなかった。そんな自分をもう一人の自分が見ている。気が重いが、会社に戻って営業報告をしなければならない。「明日は一五軒まわってこい」と言われるだろう。ますます気が重くなる。なぜ気が重いかというと、自分のやることを気にしているもう一人の

図2-3　バンデューラによる攻撃行動の模倣実験

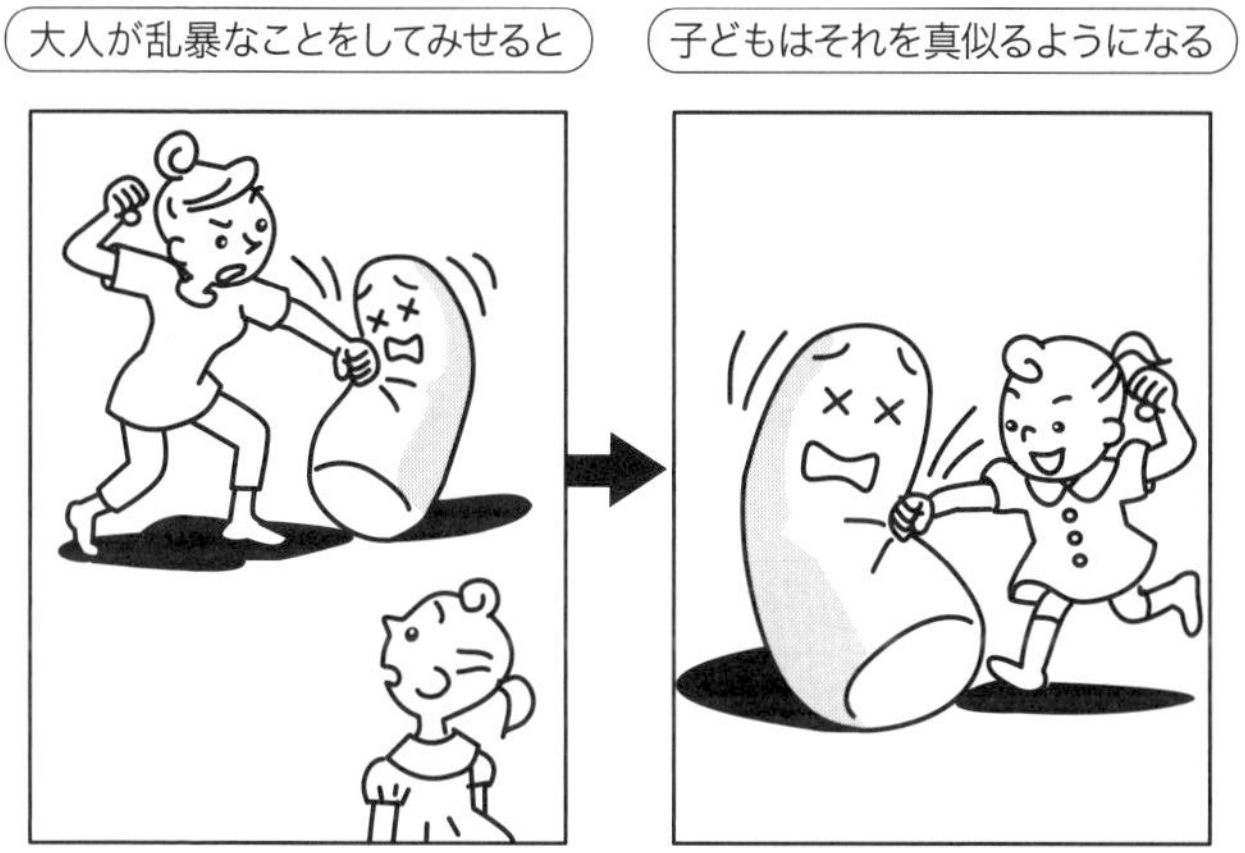
大人が乱暴なことをしてみせると
子どもはそれを真似るようになる

Bandura A, Ross D, Ross SA:
Transmission of aggression through imitation of aggressive models.
Journal of Abnormal and Social Psychology, 63, 575-82, 1961)

自分の視線のせいである。実際に行動する自分のほうはそれなりにがんばるだろう。しかし、こういう要求をされても、おいそれと成果が出そうにもないということは、もう一人の自分が冷静に見てわかっている。

何かが自分にできると思ったり、できないと思ったりする感覚のことを「自己効力感」という。これは自分で自分を観察する能力に関係がある。自己効力感は心理学ではかなり古い概念で、アルバート・バンデューラという心理学者が一九六〇年代に言い始めた。

バンデューラは社会的な学習理論というもので有名な学者である。私たちが何かの行動を学ぶときには、お手本となるような他人の行動を見ている。バンデュ

図2-4　バンデューラの認知的社会学習理論

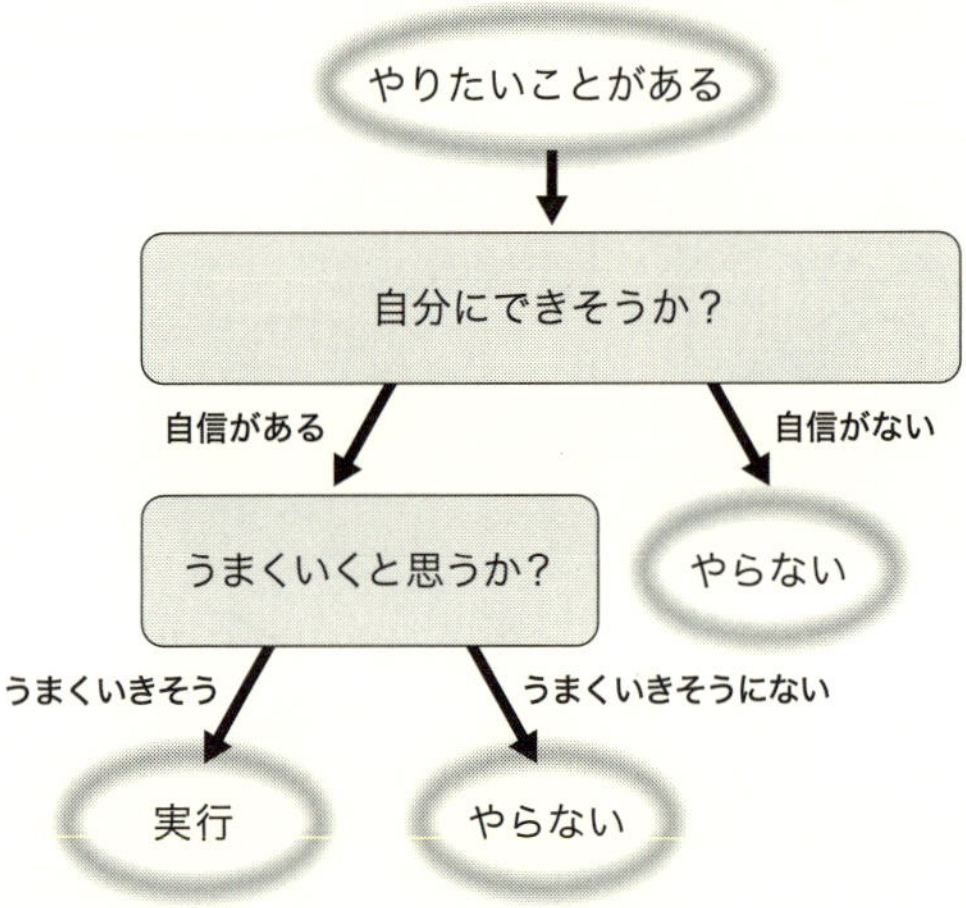

ーラがやってみせた有名な実験に、大人が人形を叩いたり蹴ったりするところを子どもに見せるというものがある。それを見た子どもたちは大人のまねをして、人形を叩いたり蹴ったりするようになる（65ページ**図2-3**）。

なぜ、まねをするようになるのだろうか？　人形は叩かれても蹴られても文句を言ったり反抗したりしない。だから、大人が人形をいじめる動画を見ていた子どもたちは、「自分にもこれぐらいのことはできる」と思うようになる。良くない例だが、「自己効力感」がアップしてしまったのである。

バンデューラは社会的な学習理論をまとめるにあたって、**図2-4**のように、「自分にそれができるか」という「自信」と、「やったらうまくいくと思うか」という「期待」が実際にその行動をやってみるかどうかを決めると考えた。あまり内容のない図式に見えるが、考えを整理するには役立つ。「自分にはそんなことはできない」と思えばやらないし、「できるかもしれないが、やってもうまくいかないだろう」と思ってもやらない。

バンデューラの考えでは、過去の経験や想像力、他人からの助言や自分の感情などが自己効力感の源泉である。

ここで話を「心の居場所感のなさ」につなげてみよう。居場所感がないと、自分の能力を見つめ直す余裕がない。なわばりを失った動物に似ているから、心理的な闘いには負ける。そうなると自己効力感が下がる。

しかし、誰しも自己効力感が低いままでヘラヘラ笑って満足していることはできない。そこで、かりそめでもいいから、自己効力感を上げてくれるものを求める。たとえは悪いが、ランクの低いヤクザ、つまりチンピラほど派手な恰好を好み、やたらに攻撃的だ。それと似たようなことである。実力に自信のない人ほど学歴にこだわるのも同じことだろう。

失われた自己効力感を上げてくれるものは酒だという人もいれば、覚せい剤だという極端な人もいる。「オレには酒が必要だ」という思いは、自己効力感の低さを告白しているのである。ゲームをやめられないのもこれに似ている。現実の世界で勉強や仕事の闘いに負けたとしても、バーチャルなゲームの世界で勝つことができれば、自己効力感が上がる。自己効力感が上がることは一種の快感だから、いつの間にかその世界にハマってしまう。

自己効力感の高い人とはどんな人か？　ある研究では、それは「自分が立てた計画は、うまくできる自信がある」「初めはうまくいかない仕事でも、できるまでやり続ける」という項目に「そうです」と答えた人、反対に自己効力感が低い人とは、「しなければならないことがあっても、なかなか取りかからない」「何かを終える前にあきらめてしまう」といった質問に「そうだ」と答えた人だった。

自己効力感の低さは、クスリやギャンブルにハマるきっかけになるだろう。一時的に自己効力感が上がるからである。だが、恐ろしいことに、**クスリやギャンブルで自己効力感を上げると、本当の自己効力感はますます低くなる。**自分を見ているもう一人の自分がいるからだ。借り物の力で乗り切ったということは、本当に乗り切ったわけではない。問題を避けただけである。そのことは他人にはわからなくても、自分にはわかるのだ。

傷ついたときに自分を守る方法

医療、心理、教育、福祉などの仕事にたずさわる専門家は、これまで何度もアルコールやドラッグの害について語ってきた。ギャンブルのやりすぎにも警鐘を鳴らしてきた。そのような警告にもかかわらず、まだそれに手を出す人がいる。これはもう、自分から進んで自分を壊そうとしているとしか考えられない。

ここでは、この心理について考えよう。意外にも、**自分で自分を壊そうとするのは、「自分を守る」ためである。**

人間には、傷ついたときに自分を守ろうとする心理がある。よく言われる例は、何か手に入れたいものが手に入らなかったときのことだ。たとえば、オークションで落札したいと思っていたレアな古いパソコンが他の人の手にわたってしまったときなど、悔しいのが本音だが、「じつはあれにはそんなに値打ちはない。使えるものでもないし」と自分で自分を納得させる。それは自分を守るためだ。

イソップの寓話には「酸っぱいブドウ」という話が出てくる。キツネがブドウを取ろうとしたが、高いところにあるので何度跳び上がっても取れない。それで「あんなブドウは酸っぱくてマズイに決まっている」と捨てぜりふを残してあきらめるという話である。本当に酸っぱいのかどうかはわからないが、このように考えると、とりあえず「ブドウを取れなかった自分」を守ることはできる。

これ以外にも、私たちは自分を守るためのいろいろな工夫を持っている。

だが、いよいよどうしようもないほど傷ついた人が最後に自分を守ろうとするとき、どうするだろう?

私たちは自分を「リセット」したいと思うのではないだろうか。「これまでの自分は本当の自分ではなかった」と考えるのである。そうすれば、これまでの傷を負債のように抱え込まなくてすむ。この「リセット願望」が、自分の体を実際に傷つける行為に向かわせることがある。

リセットの極端な形は死ぬことだ。それはリセットではなく消滅なのだが、自分の死について考えるときのイメージはリセットに近い。大学生を対象にした調査では、サンプル数は二五〇人程度と多くはないが、学生のじつにおよそ三〇パーセントが「死のうと考えたことがある」という。この数は尋常ではない。それは非常に深刻な「希死念慮《きしねんりょ》」というよりも、「究極のリセット願望」と言えるものではないだろうか。

年間の自殺者が三万人近い水準で推移し、精神科医も心理学者も何とかして自死をくいとめようと苦心しているときに不謹慎に聞こえるかもしれないが、自分で死ぬ人は自分を守ろうとして死ぬのである。

人間には死に向かう欲動がある。こう考えたのは、無意識の世界に注目して「精神分析」を始めたジークムント・フロイトだった。しかし、人間も動物だから、死に向かう欲動というようなものは非常に想定しにくい。すべての臓器は、脳や神経も含めて、生きるために働いている。フロイトの考えはなかなか受け入れられなかった。

細かい歴史を省略すると、死の欲動というものがあるかないかは今の心理学ではあまり問題にされていない。そのかわり、その欲動は「攻撃性」の問題であると大きく考える。そのうえで、ある場合には攻撃性が自分自身に向かうと考えるのである。この考え方は多くの心理学者が受け入れている。

依存はゆるやかな自傷

動物の行動を見ていると、攻撃にはいくつかのタイプがある。獲物を獲って食べることを別にすると、「恐怖で誘発される攻撃」（窮鼠《きゅうそ》ネコを噛むということわざのとおり）、「痛みで誘発される攻撃」（イライラするわけである）、「雌を獲得するための雄どうしの闘い」（シカなどによく見られる）、「なわばりを守るための闘い」などのタイプがある。いずれも、自分を守るための行動だ。

人間の攻撃も、自分を守るときに起こる。

駅で体がぶつかったといって口論している人をときどき見かける。「そんなことぐらいで怒らなくても」と思うのだが、普通に歩いていても人間と人間が衝突したらかなりの衝撃がある。そこで「おい、こら！」と相手に敵意が起こってしまうのは、自分が傷つけられたと思うからである。言われたほうも素直に謝ればいいところを、何となく突っ張ってしまう。それは、いきなり怒鳴られて自分が傷ついたからである。お互いに自分が傷ついたと思っている。余談だが、ヨーロッパではあまりこういうケンカは見ない。衝突しそうなときには、うるさいくらい「ごめんなさい」という感じの声をかける。しかし、日本に住む私たちは見ず知らずの人に声をかけるのを遠慮する。その遠慮がアダになって、無言で突進してケンカする。

それはそれとして、攻撃というのはこのように自分が傷ついたときに起こる。だから、何かを完全にやりとげたいと思っている人は怒りっぽくなる。その目標が達成されることはほとんどないからである。

目標を達成できなかったという欲求不満は攻撃行動にはけ口を求める。このことは一九六〇年代に、なんとハトを使った実験で確かめられた。丸い窓をつつくと餌が出てくるようにしておき、窓をつつくことをハトに覚えさせる。その後で突然餌を出すのをやめる。このとき、箱の中にもう一羽ハトを入れておくと、餌がもらえなくなったハトは別のハトをいじめるのである。

人間の場合、「完全主義」と言われる傾向と攻撃性との間に関係がある。物事を完璧にやりとげることなどは、実際は不可能だ。目標を修正してどこかで妥協しなければいけない。この妥協ができない人は容易に欲求不満に陥る。そしてキレる。

その攻撃は自分自身にも向かう。完全主義の傾向が強い人は、自己批判の心も強い。つまり、「もう一人の自分の目」が厳しい。四〇〇人以上の大学生を対象にした研究で、「高い目標をかかげて完全にやりとげようとする」「失敗に敏感である」というような完全主義の傾向と、「かっとなって自分を叩きたくなる」「自分がいなくなったほうがいいと思う」というような傾向（自己への攻撃性）との間に有意な相関が見つかっている。

とりたてて完全主義ではなくても、**自己効力感が低いと、自分で自分を攻撃する傾向が高まる。**あれもこれもできないとあっては、しょっちゅう欲求不満を感じるからである。この傾向は、自殺したいという思いに向かうこともある。それがリストカットや「毒を飲む」といった「自傷行為」につながることもある。

アルコールもドラッグも、健康をむしばんでいくという意味では、自分への攻撃である。短時間で劇的なダメージを受けるわけではないが、徐々に傷つく。**クスリをやるのはまさに「緩慢《かんまん》な自傷」である。**ギャンブルへののめり込みや、買い物依存症と言われる行為もそうかもしれない。資産や信用をなくすことも自傷の一種ではないだろうか。

自分を守るために自分を傷つける。自分で自分を傷つける人々からは、「自分はもっとまっとうに生きたいのだ」という叫びが聞こえてくるようだ。

依存症と家族

では、なぜ人の心がこうなってしまうのか？　人が居場所感のなさや自己効力感の低さに悩むようになるのはなぜなのか？　この問題にはさまざまな研究や意見があり、簡単にはまとめられない。

まとめられないが、どんな家庭で育ったかが大事だという説は有力である。だが、これは決して「やはり両親がそろっていないとダメなんだな」とか「血のつながった親がいないといけないのだろう」といった話ではない。心理的な「親」のことである。子どもの心に住んでいる「親的なもの」と言ってもよい。

また、結局は親の責任、「親の育て方が悪かったからドラッグなんかに手を出すようになったんだ」というような話でもない。立派な親が立派に育てても崩れる人は崩れる。メチャクチャな親がメチャクチャに育てても問題なく育つ人はいる。

そうは言いつつも、子どもにとって心理的な親は必要だ。家族はただの人の集まりではなく、ある種の「機能」を果たすからである。その機能とは、ひとつは「きずな」を作ること。もうひとつは「子どもを導くこと」である。ところが、その機能がうまく果たせていない家族がある。

たとえば、父親がアルコール依存症の場合がそうだ。家族は父の飲酒を中心にしてまわっている。一家の大黒柱が座るべき位置に酒の瓶がある。酩酊した父の行動は子どもには予測がつかない。ときにキレたり、ときにベタベタかわいがったりする。そうなると子どもは常に緊張状態にさらされる。何をしたらほめられて、何をしたら怒られるのか、判断ができなくなるからだ。そのため、周りの雰囲気に敏感になり、気を遣って生きることを覚える。

実際、依存症の中でも、とくにアルコールの問題は家族の問題と結びつきが強い。アルコールは（少なくとも成人には）非合法ではないし、お祭りやお祝い、弔いなど、さまざまな儀式に欠かせない。覚せい剤や大麻とは違うのである。ただし、「問題のない飲み方」と「問題な飲み方」がある。それを分けるのは人間の心理である。

この分野では一九七〇年代のアメリカで劇的な考えの変化が起こった。それは「アルコール依存症の夫を持つ妻」の問題についてである。以前は、夫がアルコール依存症でいつもグデグデと酔い、わずかな稼ぎを酒代につぎこんでしまうような家庭の妻は、ときどき暴力を振るわれながらもけなげにそれに耐え、内職をし、懸命に稼ぎ、それを酒代に消されてしまう、気の毒な被害者と考えられていた。

ところが、そういう妻はじつは夫のアルコール依存症に手を貸す一種の共犯者だという見方が起こった。一八〇度の転換である。なんと残酷な考えだろうと思うかもしれない。だが、決してそうではないのである。いったいどういう意味なのだろうか？

妻が夫の面倒を見れば見るほど、夫はアルコール依存症から抜け出せなくなる。そのままでい続けるよりほかはない。この妻は夫を依存症という穴に落とし込んでいる。そこには妻の隠された願望がある。それは、夫を思うようにコントロールしたいという願望である。そういう話なのだ。なぜなら、泥酔した夫は無力で無能であり、何をするにも妻の力が必要だからだ。妻は夫をコントロールし、ある種の全能感を味わう。

意地の悪い見方というなかれ。赤ちゃんのことを考えればわかるだろう。乳児に対しては、母親は生殺与奪の権をにぎる絶対者として君臨している。母親が世話をしなければ乳児は生きていられない。しかし、実際に母親がやっていることといえば、授乳、おむつ交換、あやすことや遊び相手、そのうえきれいに整えた食卓をメチャクチャにされて、服をヨダレでベトベトに汚されて……。母親にまったく自由はない。赤ちゃんに振り回されてへとへとに疲れる「被害者」の姿があるだけだ。つまり、母親は被害者であり、同時に全能者である。

酒におぼれる夫は乳児と同じ。妻はその母親と同じ。つまり、妻は被害者であって共犯者というわけである。だが、赤ちゃんがじきに育つのに対し、アルコール依存症の夫は育たない。どこかで何か変化を起こさなければ、この状態はずっと続く。

このように、アルコールを中心にしてゆがんだ形で夫と妻が結ばれている状態から「共依存」という概念が生まれた。今日では「共依存」的な人間関係は、夫婦間に限らず親子の間にもあり、アルコール依存症だけではなく薬物、ギャンブルなど、いろいろな依存症を支えてしまうという意味で重要なキーワードだと考えられている。

また、共依存に加担する、被害者にして共犯者を「イネーブラー」という。「イネーブル」とは「〇〇を可能にする」という意味である。依存症患者の周囲にいる人たちは、自分がイネーブラーになっていないかどうかを考え、イネーブラーであることを「卒業」しなければいけないと言われている。

アルコール依存症の夫を持つ妻を「イネーブラー」と呼ぶのは、女性に対して「そこにしばられていないで自立しましょう」というメッセージなのである。だから「あなたは共犯者だ」と言っても、決して残酷な見方というわけではない。

このように、家族心理の観点から依存症を考えることはたいへん重要である。家族は一見平和なようでも、じつはさまざまな葛藤を抱えている。子どもが最初に心の傷を感じるのは家族の中である。子どもがどうなったら子育てが成功なのか、あるいは失敗なのか、誰にもわからない。理想の家族など、どこにもないだろう。

もちろん、依存症の原因をすべて家族に背負わせるのは行き過ぎである。社会的な環境の影響も大きい。次の節でそのことを考えてみよう。

第2節

依存症を生む社会

非日常への誘い

人間は単調で刺激のない生活には耐えられない。**人間の脳が刺激を求める作りになっているからである。**

「祭り」の日常化

一九五〇年代に行われたこんな実験がある。この実験に参加する人は**図2−5**のように、ゴーグルをかけて（すりガラスのような素材でできているので、真っ暗になるわけではなく、ぼんやりと暗くなる）、耳にはイヤーマフ、腕にはプロテクターをつける。こうやって視覚、聴覚、触覚などの感覚体験を消す。やることはベッドの上にゴロゴロ寝ているだけである。非常に楽なように見える。しかも報酬は破格に高い。

しかし、人はこの実験には耐えられないのだ。数時間で集中力がおとろえ、イライラしてくる。それを我慢して実験を続けると、幻覚が見え始めることもある。危ないので実験

図2-5　感覚遮断の実験

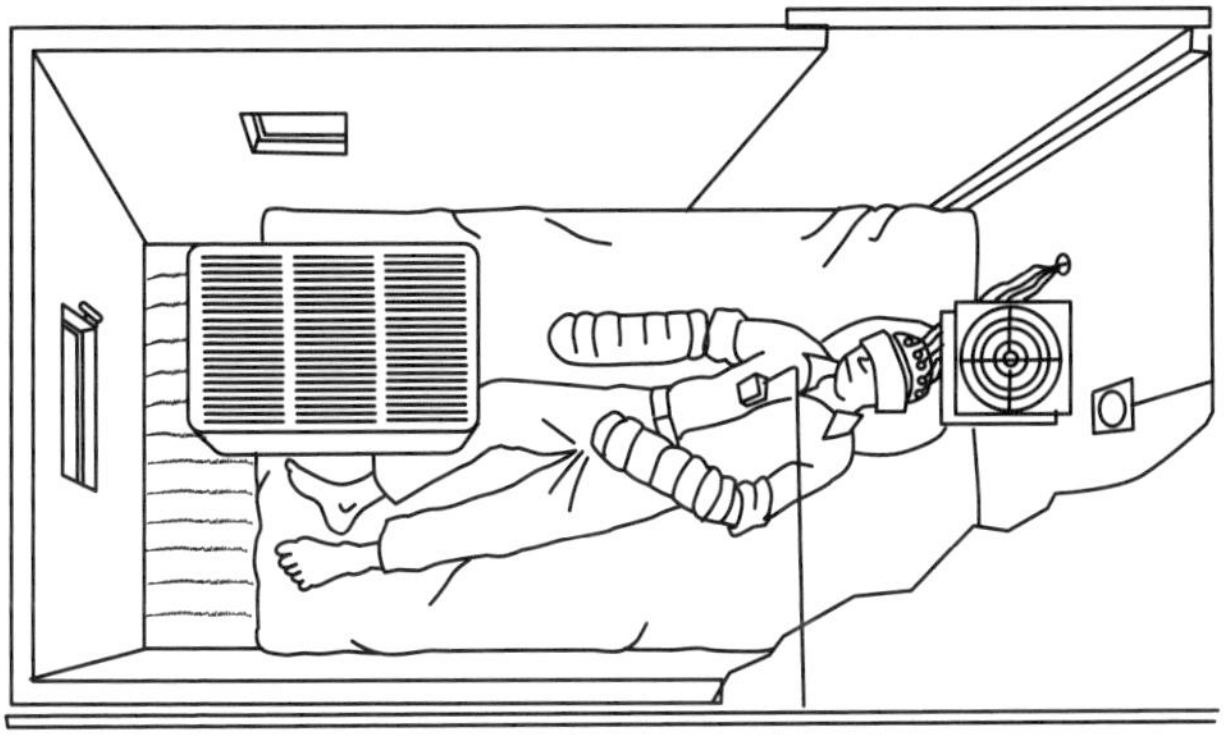

（今田ら，2003 に基づいて作図）

を中止しなければならず、元の世界に戻るまでにはしばらくリハビリを要する。

幻覚が見えたということは、脳が自分自身で感覚刺激を作り始めたということである。脳には刺激が必要なのだ。

当時、この実験を行ったデラウエア大学のマーヴィン・ツッカーマンという心理学者は、この実験に参加したがる学生に共通の特徴があることに気づいた。それは、退屈なことを嫌い、日常的ではない経験をしたがり、スリルを味わいたがる傾向である。ツッカーマンはさらにくわしく調べ、「刺激を求める心」が強い人々がいることを見つけた。こういう人々は、「スカイダイビングをしてみたい」「セックスの相手がいつも同じであればやがて退屈するのは当たり前だ」「流行の品は必ずチェックする」といった質問に「はい」と答える傾向が強い。好奇心が旺盛で、退屈な日常に耐えられない人々といえるだろう。この傾向は、ドラッグやギャンブルに手を出す心理にも関係があるらしい。

それはそれとして、私たちはさまざまな「仕掛け」を考えて、日常生活を「刺激」でいろどってきた。

たとえば、祭りはそういう仕掛けの一つだ。田植えにも収穫にも祭りがある。出産、結婚、弔いと、人の一生には祭りがついてまわる。祭りでは「神」と人間が交信するとされ、人間側の私たちとしては、ふだんとは違う精神状態になる必要がある。酩酊をもたらすアルコールがそのような目的で使用されてきたことは明らかだ。

「幻覚を起こす」としてかたく摂取を禁止されているキノコやサボテンも、ある種のエスニックな文化の中では宗教儀式に用いる神聖な道具だった。薬物ばかりではない。音楽、舞踊、芝居、競技なども、非日常を演出する手段として使われてきた。ある種の賭博も私たちを非日常の世界にいざなってくれる。

非日常の世界、霊的な世界は私たちの精神を高揚させ、陶然とした境地に誘う。そういった境地こそ、今日私たちが「依存症の対象」として危険視しているものにほかならない。なぜそれが「危険」とされるようになったのだろうか?

社会学的な考察は私の専門ではないが、時間的にも空間的にも日常生活から明確にへだてられていた「祭り」が、日常生活の中にずぶずぶと侵入してきたことが問題なのではないかと思う。

たとえば飲酒。昔の農村の人は毎日酒を飲んでいたわけではなかった。婚礼のとき、葬礼のとき、収穫のとき、庚申さまを祀《まつ》る晩、このような機会に村の人（おもに男たち）が集まって酒を飲んだ。そのような伝統的な生活が崩れ、都市化が進んで工場が作られ、盛り場ができて、仕事を終えた人たちが酒を飲むようになった。酒を飲むと気が大きくなるから、普段は言えないようなことも言える。これは小さな「祭り」なのである。

私たちが共同体に基づいた祝祭空間を失い、その「まがいもの」を日常生活のいたるところに求めるようになったことが、依存症の社会的な原因のひとつではないだろうか。

「手に入りやすい」ということ

このところ、いわゆる「脱法ハーブ」の摘発事件や吸引事故がたびたび報道されている。なぜ急に脱法ハーブの事件が増えたのだろうか？

その理由は明らかで、「脱法ハーブ」が手に入りやすくなったからである。脱法ハーブを売る店はたくさんある。それらはあまり目立たないところにあって、お香を売る店のように見えたり、喫煙具の店のように見えたりする。自動販売機もあるというから驚く。ネットの通販でも手に入る。しかし、脱法ハーブを売る人は、私たちに意識の変容を起こさせ、楽しませてくれようとしているわけではない。金のためである。需要があるから供給する。供給されるから買う。そのイタチごっこが続いている。

脱法ハーブの正体は「合成カンナビノイド」、大麻に似た作用を起こす化学物質である。脱法ハーブは、そこらへんの適当な植物の葉を乾燥させたものに「合成カンナビノイド」を混ぜ込んで作られる。電子顕微鏡で見るとそれがわかる。薬理作用を考えたら、脱法ハーブを求める人が本当に欲しがっているのは「ハーブ」（葉）ではなく、大麻である。だが、大麻は簡単には手に入らないし、手に入れて使ったらすぐに捕まるから、代替品である脱法ハーブに走る。

つまり、**薬物乱用の決め手は明らかに「手に入りやすさ」にある。**手に入りにくくしておけば、使う頻度は確実に減る。

これを私たちはたばこを使った簡単な実験で確かめたことがある。人がたばこを吸おうとするときに、「三〇秒ほど待ってください」と頼む。具体的には、たばこを吸いたくなったらケータイに仕込まれたアプリのボタンを押す、というように何かワンステップ余計な手間をかけてもらう。禁煙や節煙をお願いしたわけではない。だが、たったこれだけのことで喫煙の頻度は減った。しかも、実験が終わった後もしばらく減ったままだった。

ただし、脱法ハーブの例でわかる通り、欲しいものが手に入らないと、人は代替品を探す。薬物を乱用するほど日常生活に退屈した人は、あらゆる手だてを尽くして「精神に作用する物質」を探そうとする。以前、流行した「シンナー遊び」もその一例だ。もとはと言えば一九六〇年代に「メタカロン」（商品名ハイミナール）という睡眠薬を乱用していた人々がいた。ハイミナールの規制が厳しくなったために代替品を探してシンナーに行き着いたのである。

シンナーの規制も厳しくなってきたので、今日ではライターのガス（ブタンガス）を吸う人がいる。このガスは非常に危険だが、代替品を求める人はそんな声に耳を貸さない。規制と代替品探しはいつまでもイタチごっこを続けている。

薬物ならば何とか入手可能性を低くすることもできるが、薬物以外の依存の対象の中にはそれができないものもあるから難しい。

私的な賭博は禁止されているが、競馬や競輪、競艇といったものは自治体が胴元になって財源を確保しているわけで、そもそも政策に一貫性がない。韓国の専門家の話では、最近問題になっている「ギャンブル依存症」の対象は株や金融商品の取引だそうである。そうなると、経済活動の根幹にかかわることさえ依存症の対象になる。

入手可能性は依存症の大事な要因のひとつである。ただし、強力な規制や大幅な値上げなどによって何かを手に入りにくくしても、依存の対象を求める心がなくなるわけではない。日常生活に溶け込んでしまったものの対策は本当に難しいのである。

情報の洪水

「ラッシュ」という薬物をご存じだろうか。関東地方の高校生を対象に、二〇〇七年に薬物の知識や経験とライフスタイル全般について調べた調査によると、「ラッシュを知っている」と答えた人の割合が突出していた（**図2-6**）。まず、普通の高校生およそ一〇〇〇人を対象にした調査で（この問いに答えたのは約八〇〇人）こんなにたくさんの種類の薬物が知られていたという結果にも驚くが、ラッシュがこんなに有名ということには頭を抱えてしまう。

というのも、ラッシュの成分である「亜硝酸アミル」は脳には効かないからである。ニトログリセリンのようなもので、狭心症の薬である。

なぜラッシュが有名なのか？　そのポイントはセックスで、たぶんこういうストーリーだろう。「男性が性器の勃起を持続させようとして、『クエン酸シルデナフィル』（商品名バイアグラ）を使う。バイアグラはもともと狭心症の薬である。だから、同じように狭心症の薬である亜硝酸アミルも、勃起力を高め、セックスの快感を増強するに違いない」。

ところがこのストーリーが決定的に間違っているのは、バイアグラは確かに男性器の血管にも作用するが（それでも勃起を促すだけで射精には関係なく、快感にも関係ない。これではただ痛いだけではないかと思うのだが、この話はここで措く）、亜硝酸アミルは心

図2-6　高校生が知っている薬物

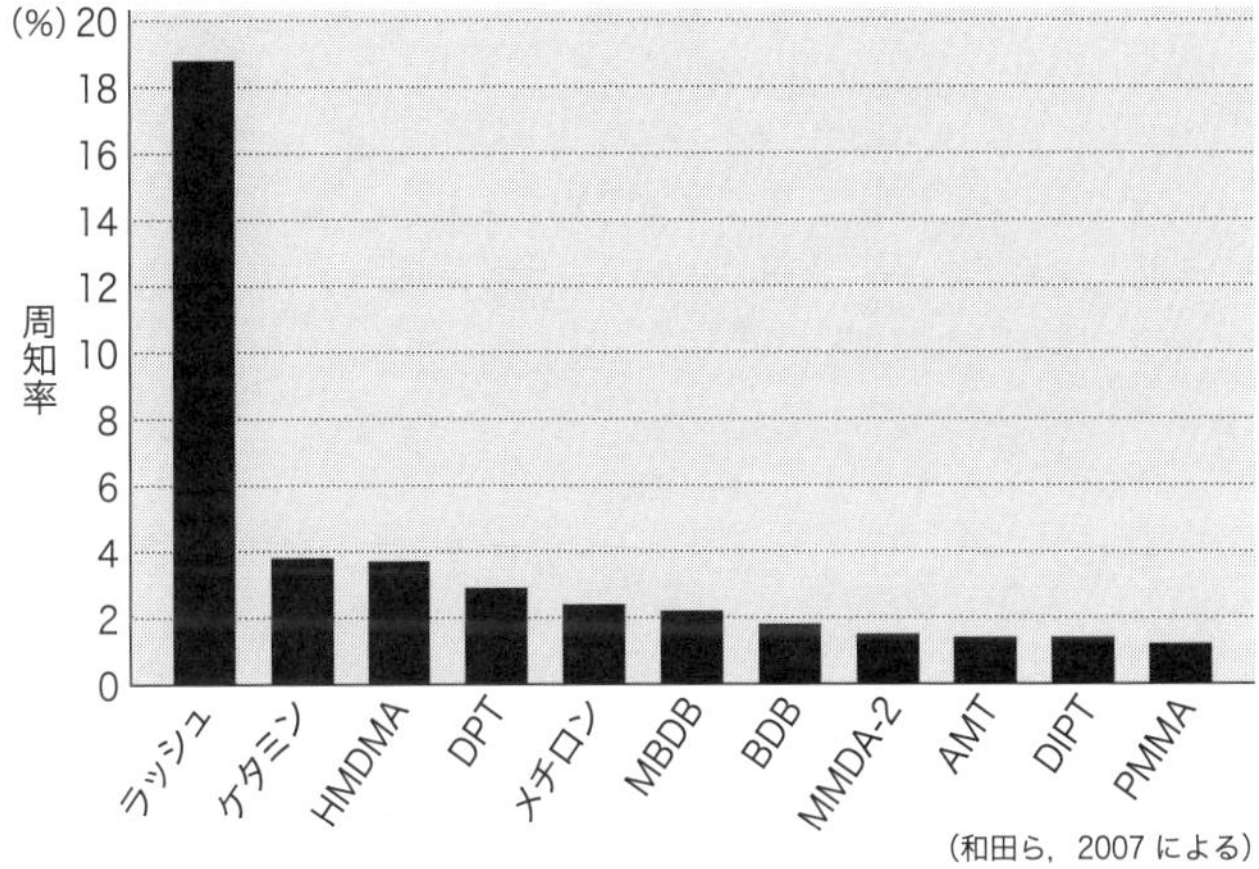

（和田ら，2007による）

臓周囲の血管にしか作用しないことだ。好意的に解釈すると（?・）、薬のせいで心臓がドキドキしてきたのを性的な興奮と誤認している可能性がある。

それはさておき、ラッシュが広く知られているということが示唆する問題は重要である。脳に効かないのだから「いい気持ち」が起こるはずがないのだが、実際に体験してその真偽を確かめた人はいないか、非常に少ないのだろう。ウワサがウワサを呼び、若い人々の間を情報がかけめぐる。

実際、人を依存の対象に誘うのは、まずは情報である。ギャンブルも情報、ゲームも情報。「こんなものがこんなに面白いらしい」という情報にさらされて、人はそれを実際に試す前からすでに高揚した精神状態になる。

情報の選び方

私たちが何かの情報を受け取るときには、「中心ルート」と「周辺ルート」という二種類の経路を使う（**図2−7**）。中心ルートを通るのは情報の中身そのものである。周辺ルートとは、誰がそれを言ったかとか、どんな響きの言葉が並んでいるかとかいった付随的な情報が流れてくる道のことである。

私たちの側に十分な知識があったり、しっかりした動機があったりする場合には、もっぱら中心ルートの情報を吟味する。たとえば自動車を買うときなどを考えると、私たちはカタログを調べ、営業所に出かけて実物をじっくり確かめる。こういうときには、「どんなタレントがCMに出ていたか」「CMのキャッチコピーは何だったか」といったような、周辺ルートを通る情報は大事ではない。

しかし、中身がよくわからなかったり、焦ったりしているときには、周辺ルートからの情報に頼りがちだ。サプリメント（栄養補助食品）を買うときのことを考えてみよう。私たちは中心ルートの情報、たとえば国立健康・栄養研究所のホームページなどで開示されている、サプリメントが効くかどうかといった情報はほとんど使わない。そのかわり、テレビや新聞の広告に出ているタレントの笑顔、「医学博士」のもっともらしい説明、使用者の体験談など、もっぱら周辺ルートを通ってきた情報に頼る。しかも、こういう情報は

図2-7　説得的コミュニケーションの経路

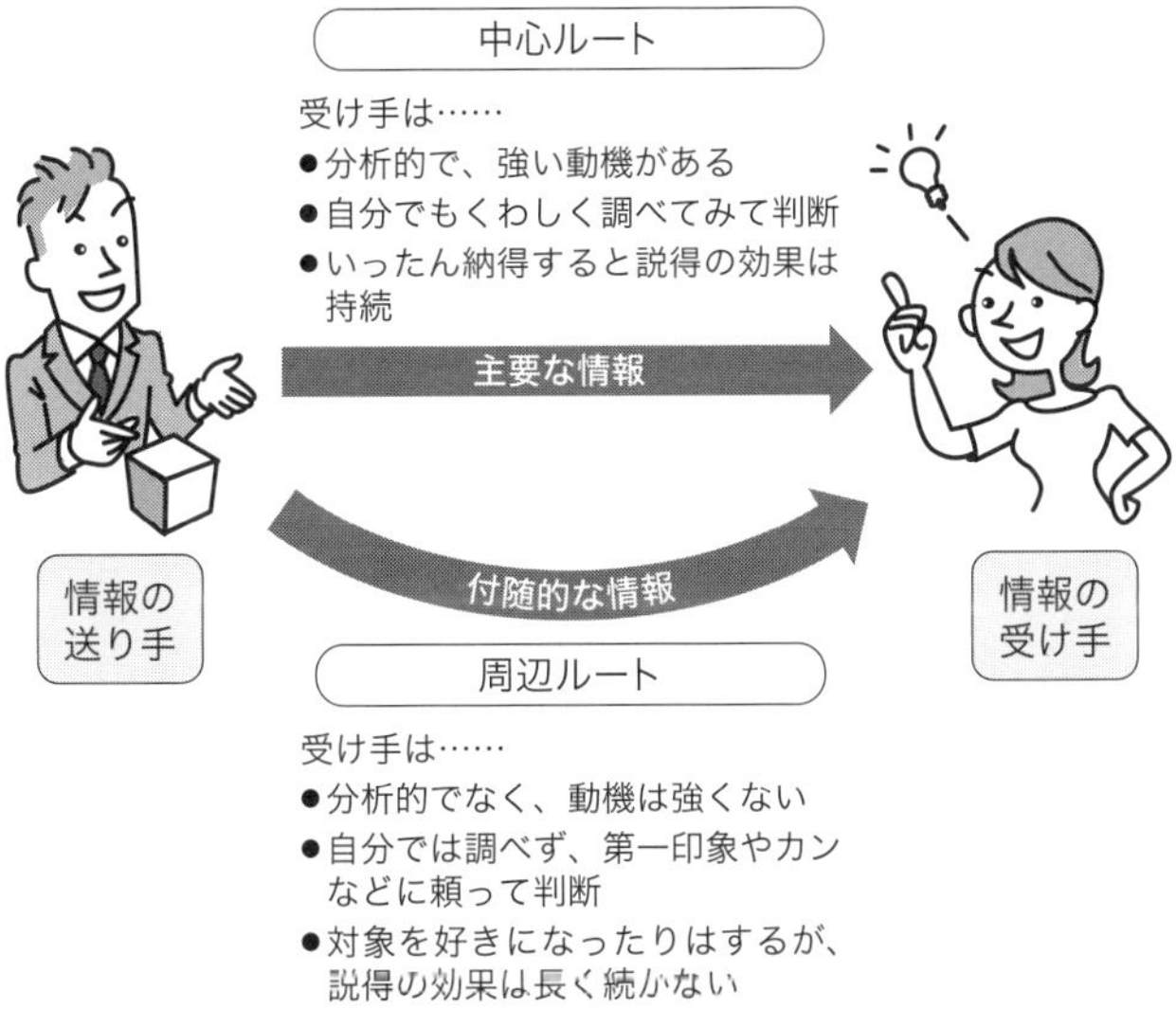
中心ルート
受け手は……
●分析的で、強い動機がある
●自分でもくわしく調べてみて判断
●いったん納得すると説得の効果は持続
主要な情報
付随的な情報
情報の送り手
情報の受け手
周辺ルート
受け手は……
●分析的でなく、動機は強くない
●自分では調べず、第一印象やカンなどに頼って判断
●対象を好きになったりはするが、説得の効果は長く続かない

私たちに考えるヒマを与えない。「今だけおトク」「お一人様三個かぎり」などと、私たちの焦りをかき立てる。

周辺ルートを通る情報の中にはずいぶん怪しいものもあるはずだが、人はそれを忘れる。これは「スリーパー効果」という現象で、信憑性の低い送り手から発せられたメッセージは最初は信用されないが、時間が経つと信用されるようになる。時間が経つと送り手の怪しさについての記憶が薄れるからだという。

こういうからくりで、私たちはじつにいろいろな情報を信じ、冷静に考えたら「愚か」と思われるような行為にも引き寄せられていく。

同調圧力の恐ろしさ

第1章でも述べたが、依存者は集団を形成する。その集団は、今日ではネットを介したバーチャルな集団かもしれない。人は自分と態度が似ている人や、たびたび会う人に引き寄せられる。また、生理的に興奮状態にあるときにも、たまたまそこにいた人に引き寄せられる。こうやってひとたび人間関係ができると、自分としてはその人たちが作っている集団の一員になったような気がする。バーチャルな集団でも、集団に働く心理的な力は現実の集団と同じである。

集団には「みんな同じように行動しよう」という、ある種の圧力のようなものが生まれる。一人だけそこから飛び出すのは難しく、集団でものごとを決めるときには、一人で決めるときよりも極端なほうに流れることがある。心理学では、これを「集団極性化」と言う。穏健な人でも、集団の中の誰かが極端なことを言い出すと、それに反対できないのである。

たとえば、会議で営業目標を話し合っているとする。誰かが現実的な提案をしても、別の誰かが「そんな生ぬるいことでどうする」と言い出し、まわりがそれに同調し始めると、いつの間にかとてつもない数値目標が掲げられていたりするものである。悪い例だが、いじめがエスカレートするのもその一例である。一対一ならそれほど過酷ないじめは起こらない。いじめる側が集団になるから乱暴になってしまう。

　薬物に手を出すときにも、似たような「極性化」が起きる。一人一人は「クスリなんかやったら体がボロボロになる」ということはよく知っている。知っているが、仲間でたむろしていろいろなことを話しているうちに、誰かが「やってみようぜ」と言い始めたら、それに反対するのはとても難しいのである。

不自由な日常

若者と依存

　精神科医から経済評論家まで、さまざまな人々が現代について語っている。我々はいま未曾有の国難に直面し、人々はきずなを失い、新手の精神疾患が増え、若い人々のやることとは大人には理解できず、ともかく大変な時代になってしまったという論調が「受ける」ようだ。しかし、そういう話はちゃんとしたデータに基づいているのだろうか？

　ためしにこの文章を読んでいただきたい。

　「古い共同体は、生活様式の都市化と、これによる若年層を主とする構成員の離脱を契機として次第に形骸化され、空洞化が急速に進行して来た。このことから更に進んで、今や地域共同体は崩壊の過程を辿ることとなったのである」「このような人対人のつながりがきわめて微弱にしか存在しない社会における個人については、無拘束性の反面としての孤立感が深まり、個人の力では処理出来ない問題についての不満感や無力感が蓄積されることにもなろう」

言葉づかいは硬いが、コミュニティの力が失われたことを嘆いているこの文章は、まさに今の社会について書かれたもののような気がする。だが、これが書かれたのは一九六九年なのである。有識者が嘆く情勢は昔から驚くほど変わっていないか、あるいは、人はいつも同じような現状認識をし、同じような提案をしているかのどちらかである。

若者が大人になりたがらず、働きたいと思わず、社会の荒波にもまれるのを避け、とくに目的があるわけではなくても世間体を取りつくろうために大学に行く、という話は私が学生のときにさんざん聞かされた。こういう特徴をあらわす言葉、たとえば、「青い鳥症候群」「ピーターパン・シンドローム」といったような洒落たネーミングの病名もどきも、それこそ五年おきぐらいのペースで世に出ては消えた。

そう考えると、「いま、若い人々の間で『アディクション』が問題になっている、メンタルクリニックは花盛り、『メンヘル系』と呼ばれるネットの掲示板やブログ、つぶやき

図2-8　高校生の薬物生涯経験率（国際比較）

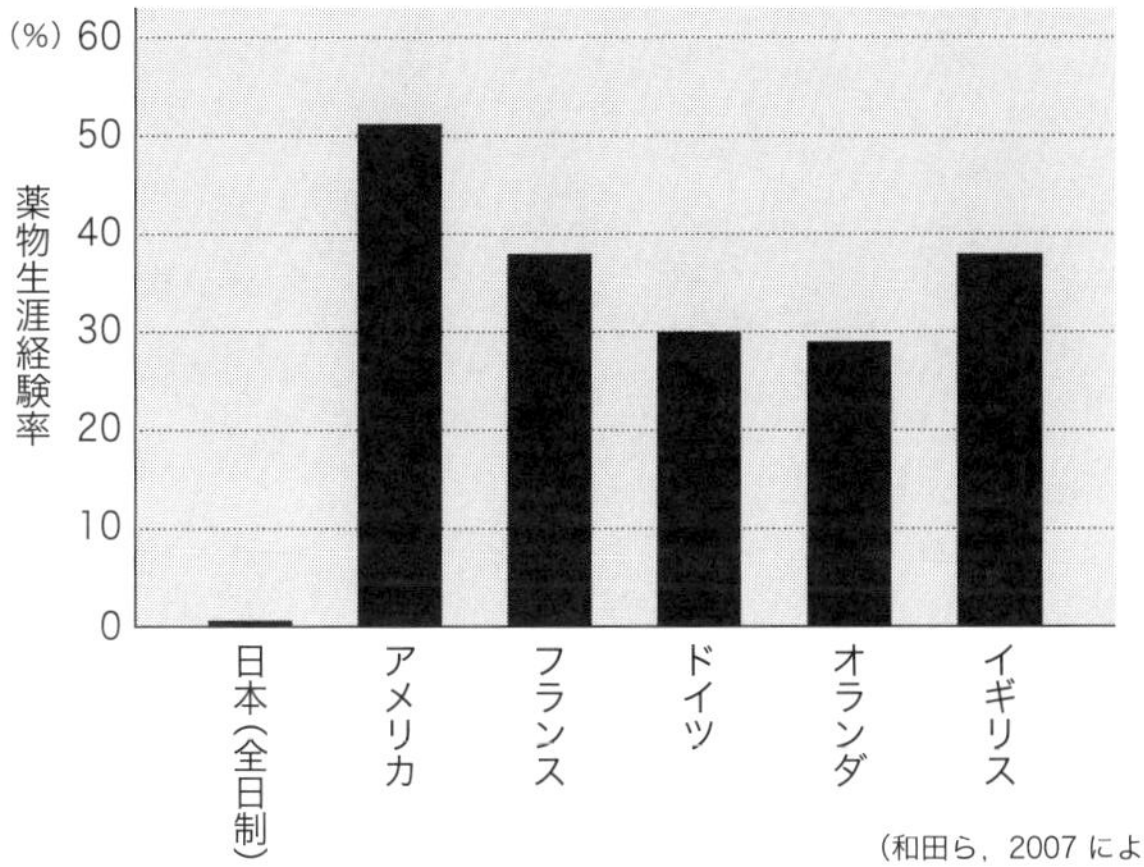

（和田ら，2007による）

はまるで洪水のよう、『ドラッグ』を売るショップや芸能人の摘発はひきもきらず、このままでは大変なことになる」という言い方ははたして正しいのだろうか？

先の高校生を対象にした調査の「これまでに一度でも薬物を経験したことがありますか？」という問いに対する答えを、ほぼ同じ時期に行われた他の「先進国」の調査と比較してみよう。すると、アメリカやイギリスに比べて、ドラッグを経験した日本の若者はごく少ないことがわかる（**図2-8**）。数値だけを見ると、日本には「ドラッグ問題」などほとんど存在しないに等しいと言ってよい。

もしも「ドラッグ乱用」が世相の反映ならば、日本は他の国々に比べて素晴らしく健全な国だ。「ドラッグ問題がエライことです」という識者たちは、幻想を相手に騒いでいるのだろうか？

　そうとも言い切れない。この高校生の調査では、薬物の知識や経験とあわせて日常生活や交友関係の問題についてもたずねている。それは、ゆくゆく何かの依存症になってしまう可能性がないかどうかを見つけるためである。

　その回答を見ると、たとえば、「ケータイがないと落ち着かない」高校生は約六〇パーセント（「非常に当てはまる」と「やや当てはまる」の合計）、「ケータイメールがやめられない」が約三〇パーセント（同上）、「誰かにいじめられた経験がある」が約三〇パーセント、「誰かをいじめた経験がある」が約二五パーセント、「過食と拒食のどちらかを経験した」が約一五パーセント、「リストカットのような自傷行為をしたことがある」が約六パーセント、「不登校になったことがある」も約六パーセントだった。精神的にはかなり疲れた様子がうかがえ、「ネット依存症」が口を開けて待っているように見える。

　若い人々は依存症の根をかかえながらも、何とかふみとどまっているようだ。

依存症へ「押し出される」人々

「何とかふみとどまっている」人々が依存症のほうに「押し出されて」しまうのはなぜか？

　そこに社会の問題がある。

図2-9　低所得者層の増加

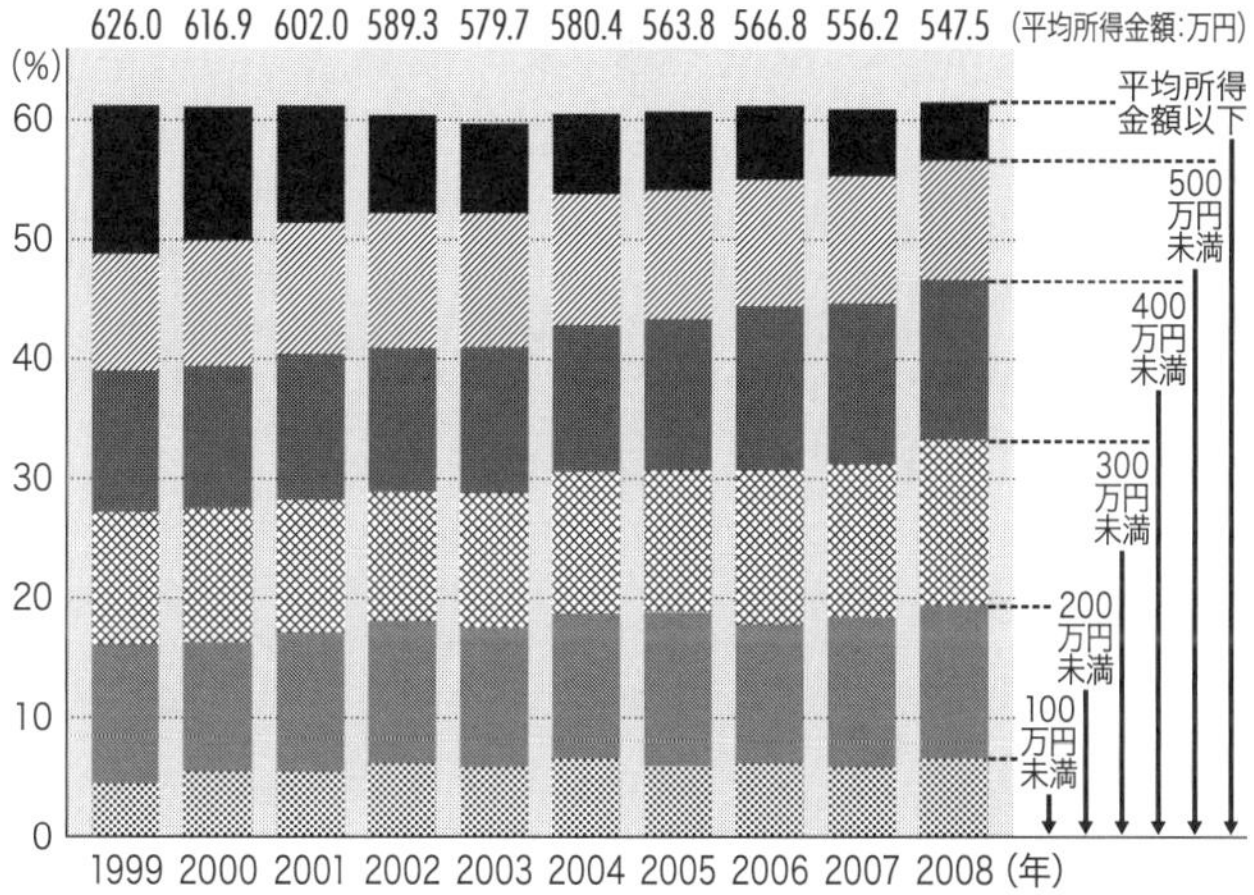

厚生労働省「平成21年国民生活基礎調査」より

まず、世界に目を向けると、外国には特定の地域や人種を徹底的に調査した研究が多くあり、貧困とアルコール依存の関係が明らかになっている。世界銀行の調査では、貧困は喫煙率とも関係があるという。日本でも、生活保護を受けている人やホームレス生活をしている人を対象とした調査では、飲酒や喫煙の比率が全国平均よりも高い。このところ確実に貧困層が増えてきたようなので（図2-9）、依存症のほうに押し出されて行く人は増えると見てよいだろう。

なぜ、なけなしの金を依存の対象に使うのだろうか？

理由はいろいろ考えられる。たばこが体に悪いとわかっていても、生活に余裕がなく、健康に気を遣うことなどできないのかもしれない。あるいは、仕事のわりに実入りの少ない人々は、生活の糧《かて》を手に入れるよりも、いっときの楽しみを得て現実の苦しさを忘れたいのかもしれない。しかし、そういう考えを支持する証拠はあまりない。それよりも、所得が低い人々は非常に大きなストレスを抱えているのだということに思いをはせたほうがよい。

これはアメリカの話だが、低所得者層の仕事は不安定であることが多く、失業の可能性が常にある。また、危険を伴う労働に従事する人が多く、事故が起こるおそれも大きい。健康管理が行き届かず、病気やケガも多い。自分の望んでいない人が同居していて、大家族を養う羽目になっていることもある。また、貧困者の多い地域は治安が悪く、ケンカ沙汰や事件がたびたび起こる。こういうわけで、貧しい暮らしには安心がなく、ストレスが大きいのである。

私たちは、予測のつかないことや、自分の力で対処できないことに出会うとストレスを感じる。このことは、非常に単純化したモデルではあるが、**図2–10**のような表で考えるとわかりやすい。縦方向が「原因」、横方向が「結果」、マスの中の数字は、ある出来事を経験した回数と思っていただきたい。こういう表を「随伴性の表」という。食事の塩分を控えたら血圧が下がるか、占いを信じて「今日のラッキーカラー」を身に着けたら良いことがあるか……私たちは日々絶えず、「随伴性の判断」をしている。

上の表（A社）では、働いて収入が増えた人、働かずに収入が減った人が多く、「働

図2-10　随伴性の表

【A社】

		結果	
		収入が増えた	収入が減った
原因	働く	７人	３人
	働かない	３人	７人

【B社】

		結果	
		収入が増えた	収入が減った
原因	働く	５人	５人
	働かない	５人	５人

A社とB社には、仕事をする人、しない人が10人ずついる。いずれの会社でも、仕事をしない人にも何らかの収入は与えられる。A社とB社で、年収が前年と比べて増えたか減ったかを表にまとめた。どちらの会社で働きたいだろうか？

く」ことと「収入が増える」こととの間には正の関係が感じられる。こうなっていれば働く意欲が湧くだろう。しかし、下の表（B社）では、働いても働かなくても収入には関係ない。こういうときには、どうすれば自分の収入が増減するのか予測がつかない。また、収入をあげるにはどうしたらいいのか考えてみても、実行する意味がない。これでは働く気も起こらないだろう。

これがストレスの本体である。それはまた、貧困が作り出す心理的な問題の基盤でもある。つまり、自分がやったことと、その結果との間に関係が感じられないということだ。ここで「自己効力感」を思い出してほしい。一生懸命働いても働かなくても同じならば、自己効力感など得られるわけがない。こういう社会情勢が続くと問題である。貧困は確実にその問題を深刻にしてゆく。

「祭り」への渇望

貧困はたしかに人々を依存症に向けて「押し出す」。だが、すべての依存症が貧困と関係しているわけではない。

とくに、大麻や「脱法ハーブ」「脱法ドラッグ」、さらには、スマートフォンや「コンプガチャ」と呼ばれるシステムを使ったソーシャルゲーム（ギャンブル）にはまる人たちは、貧困層とは思われない。むしろ平均以上か、裕福なほうではないだろうか。

また、この頃、覚せい剤に手を出す人は、一九七〇〜八〇年代のように「こんな生活を送っているならシャブに頼るのも仕方がない」と思わせるような、切実な背景を抱えてはいない。ちょっとスッキリするため、ダイエットのため、あるいは友だちとのつきあいを大事にするため、あまり深く考えずに、覚せい剤やそのまがいものを使う。

若い人々の薬物乱用は「遊び感覚」だ、などと言われる。じつのところ、大人たちはその心理が理解できず、説明に困っているのだ。

社会学者や思想家の言うところをまとめてみよう。現代の日本に生きている人々は、昔、世界が資本主義陣営と社会主義陣営に分かれていた頃に持っていたような、自分の生き方を決める骨の太い「物語」を失った。どちらの陣営であれ、その頃は相手を打倒することが思想や態度の背骨で、細かいことはその背骨から導くことができた。

一挙に背骨の喪失を促したのは一九九一年のソ連の崩壊だったが、中国とソ連が対立したり、ソ連がチェコに侵入したりした頃からその前兆はあった。それどころか、マルクスが理論化したような社会主義や共産主義は、結局のところ世界のどこにも存在していなかったのだということが明らかになった。私たちは何を騒いでいたのか、じつにばかばかしいかぎりであった。

思想や態度の背骨がなくなったことで、私たちは結局、その場の「好み」で自分の意思を決めるようになった。

現代は「好み」や「イメージ」がむき出しで表に出てくる時代である。ネットのブログやツイッターのつぶやきが「炎上」するのも、理由があるように見えてたいした理由はないことが多い。きっかけがあればよいのだ。**私たちはいつも、何か面白いことが起こるきっかけを探している。**なぜならば、世の中の大勢は私たちが何をやっても変わらず、やらなくても変わらないからだ。「炎上」や「祭り」は、私たちが何かを起こしたという感覚を与えてくれる。

前に示した「随伴性の表」（95ページ）で貧困のつらさを説明したが、たとえ貧困でなくても、**何をやってもやらなくても状況が変わらないということは、私たちを無力感に追い込む。**何か騒ぎを起こせば、その場かぎりの効力感が得られる。生活に困らない金はあっても、私たちは無力感に悩み、騒ぎを渇望している。

　そこで、私たちは「お祭りの感覚」を求める。祭りの場では、一人一人の力は小さくても、集団で大きなことができる。その「大きなこと」はしばしば「集団極性化」を起こし、とんでもないところまで私たちを連れて行く。

　フランスで違法ドラッグを研究してきた薬理学者は、このように言う。「ドラッグは、とくにお祭り気分の中で上手に使うのなら、適切な使い方であるといえる。それがなくては日常生活がやっていけないと感じるようになったとき、その薬物の使用は病的になったと言えよう」（『合成ドラッグ』ミシェル・オートフイユ、ダン・ヴェレア／奥田潤、奥田陸子訳　白水社）。ここで問題なのは「お祭り気分」と「日常生活」の兼ね合いであろう。

　ギャンブルは、「職場や家庭で経験することのできない意志決定のプロセスに参加でき、時に勝利の喜びを味わい、単調な日常生活から抜け出す」（「世界のギャンブル　遊びの歴史」松田義幸　別冊國文学61　ギャンブル－破滅と栄光の快楽　学燈社）ことのできるものである。

　退屈な日常は貧困と同じように、ストレスに満ちた状態である。「遊び感覚」などと言われる行動の背景には、このようなストレスに耐えられない繊細な人が増えたことがある、と見るべきなのだろう。

第3章

薬物依存症

第1節 クスリに託す願望

薬物依存症だったビリー・ホリデイ

薬物依存症の話はビリー・ホリデイから始めよう（図3-1）。

ビリーは時代を越えた偉大なジャズ歌手である。代表作は「奇妙な果実（Strange Fruit）」。「奇妙な果実」とは何だろう？　それは二〇世紀の初頭、黒人がひどく差別されていた頃のアメリカで、乱暴されて殺され、木に吊るされた黒人の死体だ。それが風に揺れている様子を「あの奇妙な木の実は何だ」と歌ったのである。強烈な差別批判の歌だった。歌で多くの人の心を揺さぶったビリー・ホリデイは、だが、クスリとの闘いに一生悩んだ人でもあった。

ビリーは一九一五年、まだ二〇歳にならない母親から生まれた。父親もやはり未成年で、ギタリストだった。幼いビリーは祖母の家に預けられ、さびしい少女時代を送った。祖母が急死した後は母のもとに引き取られたが、娼婦だった母は外泊が多く、一一歳のビリーは母の留守中に近所の男に強姦されてしまう。何度か施設に預けられたり母のもとに

図3-1　ビリー・ホリデイ

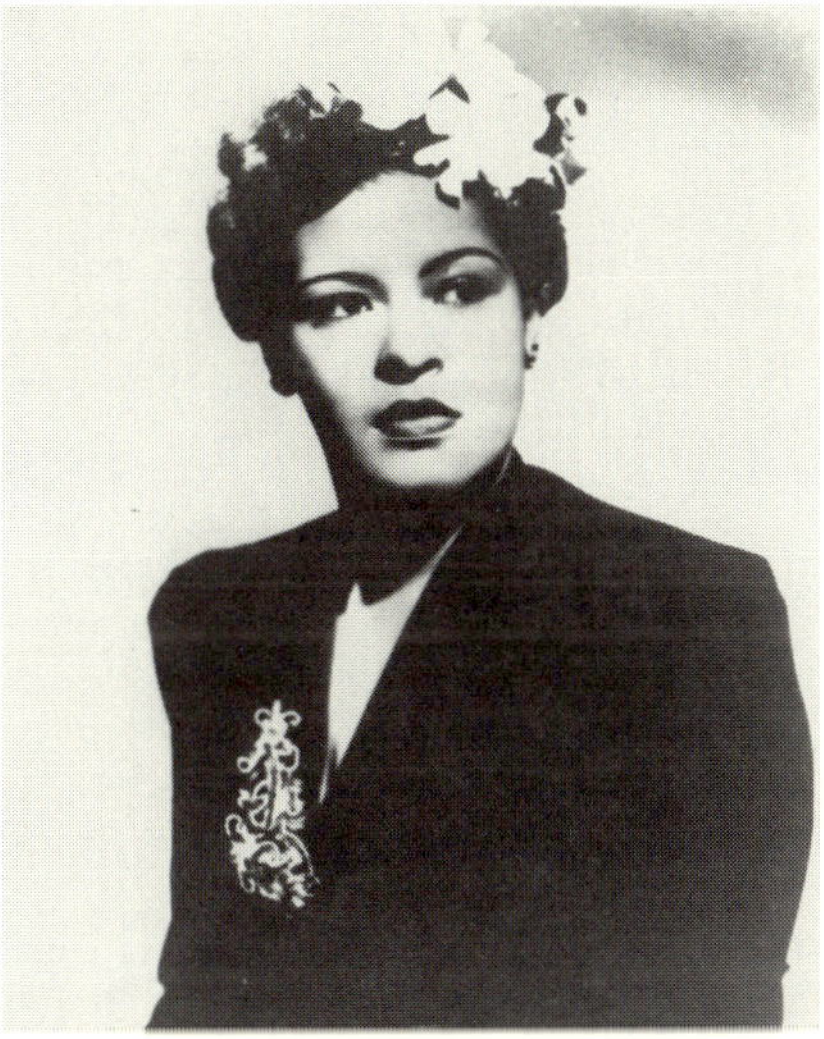

Granger/PPS

戻ったりしていたビリーは、禁酒法のさなか、ナイトクラブに出入りし、そこでジャズと出会う。一九三〇年、一五歳の時だった。ビリーのその後の活躍はよく知られている。デューク・エリントン、オスカー・ピーターソン、ディジー・ガレスピーなどといった超一流のミュージシャンと共演し、歌手としての名声をほしいままにした。

だがその一方で、彼女は生涯にわたってアルコール、モルヒネ、コカイン、大麻などとの縁が切れなかった。暗い生い立ち、根強い人種差別、自分を利用しようとする人々の陰謀……音楽家として成功するにつれて彼女の孤独は深まり、ごろつきのような男との不安定な関係とドラッグの深みにはまっていくのであった。

「愛され、信ぜられる人を持つことは幸福だ。私にはそのような人がいなかった。家族も愛人も、しんから私を愛してはくれなかった。私には、トニー・ゴルッチとジョー・グレーザーだけしかいなかった。そしてこの二人の愛を除けば、あとは、法律と時の流れと、金の動きしかないこのような中で生きて行くのは苦しいことだ。」

（『奇妙な果実』ビリー・ホリディ／油井正一・大橋巨泉訳　晶文社）

晩年のビリーは声量も衰え、声にもツヤがなくなった。クスリをやるのは良くない。クスリと縁が切れていたらもっと長生きをし、もっといい歌を残してくれたかもしれない。だが、命をすり減らして歌うその姿を私たちは非難できるだろうか？

ミュージシャンにはクスリと手が切れなかった人が多い。もし、私たちがいまクスリに手を出してしまう芸能人を批判し、二度と芸能界に戻って来るなとののしったり、「この人にはもはや『更生』などという言葉は存在しないのだろうか」などと、上から目線で悪口を言ったりする一方で、エディット・ピアフ、ビル・エヴァンス、チャーリー・パーカー、ジャニス・ジョプリン、ジミ・ヘンドリックスといったミュージシャンたちを「偉大だ」と思っているなら、私たちはダブル・スタンダードを持っていることになる。

人が薬物と出会い、それにのめり込んで行く。そういう人が一〇〇人いたら、そこには一〇〇通りの物語がある。私たちはまず、その物語に耳を傾けなければいけない。

シンナーを吸っていたＦ君

今ではシンナーの乱用者は減った。だから、これは今から一〇年以上前の思い出話である。

Ｆ君には子どもの頃からいじめられていた記憶があった。どうしてかと言われてもわからない。小学校にあがるまで地元を離れて暮らし、土地の子どもたちの言葉や遊びのルールを知らなかったからかもしれない。今なら「学校でいじめがあった」と言えば大きな問題になるが、これは昔の話、誰もＦ君を助けてはくれなかった。いじめられていることは自分の親にも言えなかった。親は厳しく、そんな泣き言を言うと怒られたからである。

彼はその反動で、過度に陽気な、ひょうきんな子になった。いたずらも進んでやった。学校の先生から見れば明るい、落ち着きのない子だった。しかしそれは、これ以上いじめられないための演技だった。だが、誰もそのことを知らなかった。中学校にあがるとさらに率先して自分から不良の「フリ」をするようになった。ボンタンやリーゼントの髪、ぺちゃんこのカバンにたばこ、こうすると先輩の攻撃の手は止まり、「仲間」として扱ってもらえた。それは嬉しいことであった。

そんな中学時代、とある先輩の家に誘われた。そこには数人の「仲間」がいた。エロ写真を見て「普通に」遊んでいる最中に、アンパンが手に入ったという話になり、部屋の中に異様な臭気が漂いはじめた。「こんなこと当然知ってるよな」という雰囲気で吸引が始まった。まさか「初めてです」とは言えなかった。最初は気持ちが悪かったが、家に帰る頃には何だかふわふわした気分になっていた。やがて自分でもシンナーを買うようになり、一人でも吸った。吸うと体が浮き上がる感じがして、夢を見ているような気分になった。

しかし、良いことは長くは続かない。学校の勉強に身が入らなくなり、地元の高校に入ったものの中退してしまう。心配した親が知り合いに声をかけ、仕事を紹介してもらったが、それも長続きしなかった。

それから長い暗闇の時期を経て、彼は何とかシンナーから足を洗う。

F君は一見普通の家庭で育ち、地元の公立学校に普通に通っていた。そこだけを見ると、ビリー・ホリデイのように命を削らなければならないほどの重い物語を背負っていたようには見えない。だが、それは見方が浅いというべきだろう。彼にはいじめられた記憶があった。子どもの世界は狭い。常日ごろつきあっている数人の「仲間」からいじめられたら、生きて行く余地はほとんど残っていないのだ。先輩がシンナーの入った缶を出したら、それを吸わなければ大変なことになる。そのときF君には、それを手に取る以外の道はなかった。

覚せい剤に「落ちた」Ｇ君

これも思い出話。今は四〇代になったＧ君の若い頃。

彼には、実家で過ごした日々のいい記憶はない。父は大酒を飲み、母といつもケンカをしていた。幼い自分はとげとげしい両親の争いにおびえ、そっと一人で家を出て遊ぶほかはなかった。祖母にかわいがられて、何とか高校は卒業した。友だちはいない子であった。女の子と口をきいたこともなかった。

Ｇ君は家を出てアルバイトをしながら夜間の専門学校に通いはじめた。しかし、あるとき仕事中の事故で腕の骨を折り、仕事をやめる。学資が続かなくなり、学校もやめる。望みのない日々であった。いっとき実家に舞い戻るが、家の雰囲気は自分が子どものころよりもさらにとげとげしく、ついに家を出ることを決める。

その後はいろいろな仕事を転々とした。いい仕事はなかった。運転免許がないから配達員は無理だった。工事現場で働いたこともあったが、もともと体は丈夫でなく、簡易宿泊所を転々とする生活にも耐えられなかった。何とか手っ取り早く金が手に入るのは水商売であった。その職場にはカッコいい先輩がいた。やがて、先輩の部屋に転がり込み、都会の夜の浮き草のような暮らしが始まる。

足が地についてないような、泣きたいような、叫びたいような、そして苦しい中に、えも言われぬ快楽を感じるような日々であった。二〇歳を過ぎたころ、「先輩の姿だけが頼りだ」「この人に『ダメ』と言われたら死ぬしかない」そう思いつめていた彼には、何か強烈なストレス解消が必要だった。

そんなとき、先輩から「アブリ」を勧められた。実際に銀紙を見たときには驚きと怖れがあった。だが、憧れていた先輩からの誘いだ。先輩は軽い気持ちでいるようで、笑ってこちらを見ている。白い粉を載せたスプーンを炙《あぶ》ると、異様な甘い匂いを感じた。自分も彼と同じ体験をしようと必死で吸った。そのときは、ほとんど何も感じなかった。

何日か後、その先輩からまた誘われた。今度はどこからか笑いがこみあげてくるような快感があった。気が大きくなり、先輩にじゃれついた。それ以来、何度かアブリをやるようになったが、いつも先輩と一緒だった。先輩から見捨てられるということは、人生の終わりなのだった。

その後、覚せい剤を使う頻度がだんだん増えた。アブリでは物足りなくなり、注射に手を出す。その後、異様にハイテンションの行動が目立ち、幻覚を見るようになり、ついには頼りの先輩からも見放された。それ以来、生活はどん底に落ち、逮捕されて「ホッとした」というところまで行ってしまった。

クスリに託す願望とは?

人は薬物に何かの「望み」を託す。その望みは、本当は薬物でかなえられるようなものではなく、薬物は何かの代用品だと考えたほうがいい。**本当の意味でその望みをかなえる手だてを用意することができれば、人はクスリなどには頼らない。**

だから、その望みを知ることはとても大切だ。ただし、望みは人によって千差万別。一人一人の人生の物語を聞いていたら、その重さに圧倒されて何も言えなくなってしまう。だが、実証的なデータの中に、どんな望みが託されているのかを知るヒントがある。

二〇年以上前のデータになるが、シンナーと覚せい剤を「初めて使った年齢」をまとめてみると、**図3-2**（108ページ）のようになる。これを見ると、シンナーは一〇代の半ばが多く、圧倒的に中学生の問題だったということがわかる。覚せい剤はそれよりも年代が上で、だいたい一〇代の後半から二〇代前半の問題だった。図には出ていないが、アルコール依存が始まる年齢はもっとずっと高く、おもに四〇代以上の熟年になってからである。もちろん、何にでも例外はあるから若いアルコール依存者もいるし、中年のシンナー乱用者もいるが、大まかに言うとこのようになる。

こういう年代の違いから、クスリに託す願望を推し量ることができる。

シンナーを吸うと、体が空中に浮かび上がるような、陶然とした感じがする。その感覚の中で、たとえば芸能人と友だちになるとか、好きなだけゲームができるといったような、大人から見ればまことに他愛もない願望が満たされたような気になる。その浮遊感覚

図3-2　シンナー・覚せい剤初発年齢

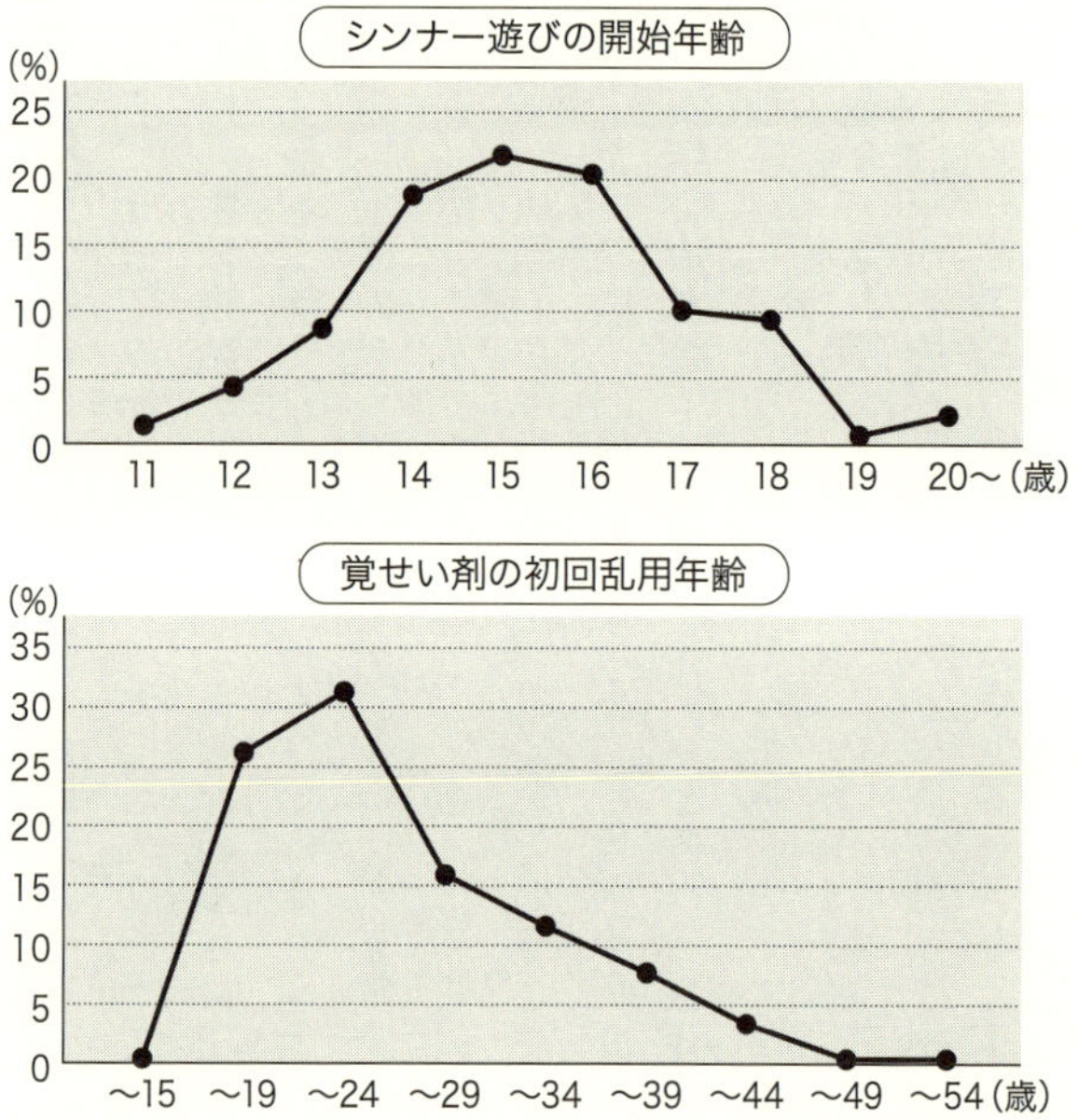

（和田，2000に基づいて作図）

を、ある人は「色が聞こえ、音が見える」と表現している。シンナーには夢見がちな少年少女の願望が託されていたのだろう。

覚せい剤に手を出す年齢を考えてみると、仕事を始めたり、結婚して一家を構えたりする時期。大切で、しかも気疲れするようなライフイベントがたくさんある年頃である。だからパワーが欲しい。覚せい剤が与えてくれるのは、しょせんは偽りのパワーなのだが、一時的にパワーの幻想を見せてくれることは確かだ。また、覚せい剤を使うとセックスの快感が高まる。それは少年少女が求める感覚ではなく、年寄りになってから欲しいものでもない。覚せい剤には人生の正午を迎えようとする人の願望が託されている。

アルコールは、睡眠薬と一緒に考えてもいいと思うが、熟年の問題である。熟年という と仕事も難しく、責任も重くなる。毎日忙しく、高ぶった精神をクールダウンさせて、とにもかくにも眠りを与えてくれるものが欲しい。もはや浮ついた子どもじみた願望は抱かないし、かりそめのパワーもいらない。ただ現実から目をそらさせてくれるような、揺りかごのような安らぎが欲しい。

しかも、この年代はけっこう孤独である。自分の中に社会とうまくやっていけないという悩みを抱えていても、それを正直に他人に語ることができない。だからとりあえず意識を失って、このつらさから逃れたい。そのためには酒が手っ取り早い。

もちろん、これは単純化した話ではある。しかし、人生は次々に襲ってくる課題との闘いだ。年代によって課題の性質は違う。思春期、青年期、壮年前期、後期、熟年期……私たちの人生には、大まかな「ライフステージ（段階）」がある。たいていの人はライフステージごとの課題（心理学では「発達課題」という）に正面から取り組む。ただ、「正攻法では勝ち目はない」と思うときもある。そういうとき、後からツケがまわってくることを考えなければ、とりあえずクスリの力を借りて課題を乗り切ったような気になっておくという解決法もあり得る。「ライフステージと依存症」という考え方は、薬物依存症を理解するために大事なものである。

ところで、このところ乱用が目立つＭＤＭＡ（エクスタシー）のような合成麻薬や脱法ハーブには、シンナーや覚せい剤とは違った願望が託されているように思われる。

それは何だろうか？　研究は常に現実の後を追いかけて行くから、その答えが出るまでにはあと数年はかかるだろう。だが、とりあえずＭＤＭＡが登場したころ、この化学物質にどんな効果があると言われていたかを思い出してみると、「人の潜在意識を表に出し、他人と親しい関係を築く助けになる」と考えられていた。

ここから推測するに、いま人々がクスリに託している願望は大きく二つある。**「本当のオレはこんな姿ではないんだ」「オレの中にはもっとスゴイ力が隠れているんだ」と主張したい気持ち**がひとつ。それから、誰かとつながりたい、自分の奥底までさらけ出して、その姿を見てもらいたい、そのうえで、**表面的で浅いつきあいではなく、深い「魂の」レベルで自分とつながってほしい**という気持ちがもうひとつ。

つまり、そういう気持ちを持つ人が増えた。もっと言えば、そう思わなければ暮らしていけないような日々が続いているということではないだろうか。

第2節 どんなクスリが依存症を起こすのか？

人間が医療以外の目的に使用し、その果てに依存症になってしまうような薬物とはどんなものなのか？　ここで、いくつかの代表的な薬物について、歴史を振り返りながら考えてみたい。

アルコール

アルコール発酵は人類が手にした最も古いバイオテクノロジーである。図3-3（112ページ）に描かれているのは、今から三五〇〇年以上も前、古代エジプト第一八王朝の頃に描かれたワイン醸造の様子だ。ブドウの皮には天然の酵母がついているので、ブドウをすりつぶして放置しておくと、運が良ければ自然にワインができる。人類はいつしか酵母を使うことを覚え、手近な糖分を酒に変えていった。米、麦、芋、とうもろこし……世界の主食になっている穀物で酒になっていないものはないと言ってよい。

アルコールの酩酊感は人と人の間の垣根を低くする。普段は表に出さない感情が出やすくなるので、「あの人の本当の姿を知ることができた」と思えることもある。ただ、こち

図3-3　エジプトの壁画に描かれたワインづくり

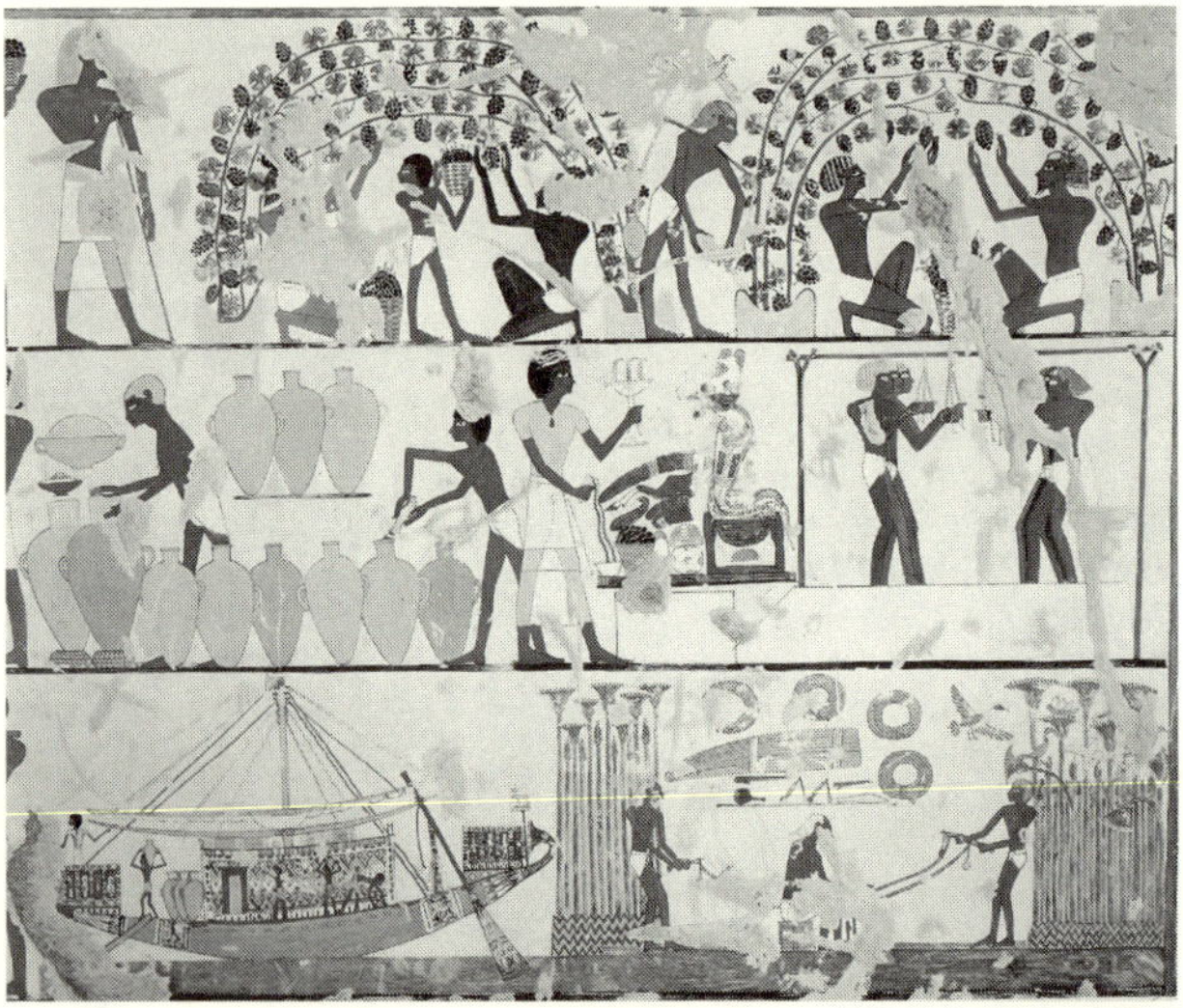

PPS Digital Network/PPS

らも酔っているから、そう思うのは幻想である。集団で酩酊すると、日常生活から離れた祝祭空間に入ることができる。

アルコールにはまた、不思議な薬理作用がある。それは殺菌作用で、アルコール漬けにしておいたものは腐らない。だから酒類は昔から「清め」に使われてきた。この「清め」はいつしか象徴的な意味を持ち、酒類は祭祀や儀礼と結びついて、人間の生活を彩ってきたのである。

アルコールは薬理学的に言うと麻酔薬である。飲み始めは陽気になったり多弁になったりするが、これは大脳皮質の働きが抑えられ、皮質よりも下の脳の働きが表に出てくるからだ。やがてその活動も抑制され、だるくなってくる。抑制は徐々に脳の基本部分に及び、運動の中枢の働きが抑制されると、ろれつが回らなくなったり千鳥足になったりする。生命維持を司る脳の中心部分の働きが抑制されると、命の危機がやってくる。

アルコールに依存すると、体がアルコールの存在に慣れる。そうなった状態では、アルコールが体から抜けるにつれて発汗、心悸亢進《しんきこうしん》、不眠、不安、イライラ、手のふるえといった「離脱症状」が出る。こうなると肝障害、消化管の潰瘍《かいよう》、糖尿病、脳へのダメージといった慢性中毒症状も見られるようになってくる。

人間の生活と切っても切れないアルコールだが、二〇一一年、ＷＨＯは世界で毎年およそ二五〇万人がアルコールに関連した原因で死亡していると発表した。この数はＨＩＶ感染（ＡＩＤＳ）や結核で亡くなる人よりも多い。ＷＨＯは加盟各国が国策として酒害を減らす明確なポリシーを持つこと、未成年への販売を強力に規制すること、課税を強化し、酒類の価格を上げること、飲酒運転の基準になるアルコールの血中濃度を引き下げることなどを提言した。

酒を問題なく楽しんでいる人は、こんな規制を「やりすぎだ」と思うかもしれない。しかし、日本は諸外国に比べて酩酊に寛大すぎた。酒類のコマーシャルも、まるで清涼飲料水のように若い人向けに爽やかだ。これは「おかしな」ことなのだ。日本には「大人の、夜の文化」がないといえるだろう。

たばこ

たばこはアメリカ原産のナス科の植物で、大きな葉が特徴である。アメリカの先住民はたばこの葉を乾燥させたものを燃やして吸ったり、煙を浴びたりして宗教儀式に使っていた。現代の我々がたばこを吸っても宗教的な気分にはならないが、たばこの専門家によると、原種のたばこの葉を乾燥させたものをそのまま吸うと、一発で頭が真っ白になるくらい強烈なのだそうである。

たばこは大航海時代にヨーロッパにもたらされ、最初は頭痛や疫病に効く医薬品と考えられていた。一六世紀半ばには、たばこの栽培と喫煙がほぼヨーロッパ全域に広まったという。

たばこの葉にはさまざまな化学物質が含まれているが、脳に働いて依存を起こす物質はニコチンである。人はニコチンの薬理効果を求めてたばこを吸う。葉巻、パイプ、噛みたばこ、嗅ぎたばこ、キセルといったように、ニコチン摂取の方法はいろいろあり、それがファッションや文化になったところにたばこの特徴があった。噛みたばこや嗅ぎたばこではニコチンがゆっくり吸収されるので、次々に欲しくなることはない。こういった多様なニコチンの摂取法が維持されていたら、ニコチン依存はそれほど問題にならず、たばこは嗜好品ですんだかもしれない。

人々がどんどんたばこを吸い、やがて健康被害に気づくようになったのは、一九世紀の後半に紙巻きたばこ（シガレット）が発明されてからである。二〇世紀に入るとシガレットの製造は工業化され、大量生産が進んだ。たばこの製造は巨大な産業になり、値段も下がり、誰もが手軽にたばこを吸うようになった。シガレット喫煙は二〇世紀前半の工業社会の象徴だった。

チャップリンの『モダン・タイムス』には、監視の厳しい製造ラインから抜けて、洗面所で一服する主人公が描かれている。だが、そこにも監視カメラがあって、彼はラインに戻るように叱責されるのである。

シガレットに含まれるニコチンの量は多くはない。生まれて初めてたばこを吸うとクラクラとめまいがしたり、クックッと笑いを催すような浮遊感を感じたりするが、それはほんの最初のうちだけである。

不思議なことに、常習的な喫煙者はニコチンの薬理作用をはっきりとは自覚していない。感じることがあるとしても、血管を収縮させる作用で指先がシワシワとしびれるような感じがするとか、腸の動きを活発にする作用で便意をもよおすとか、その程度だ。にもかかわらず、喫煙者はたばこにはいろいろな効果があると信じている。しかも、頭をはっきりさせる覚醒効果と気分をリラックスさせる鎮静効果という、薬理学的には一つの物質が持つはずのない両方向の効果を感じている。これがなぜなのかはまだわからない。

たばこは簡単に手に入ることもあって、「お試し」から「常習」、「常習」から「依存」への進行が早い。ひとたび依存の状態になってしまうと、離脱（禁煙）によってイライラ（焦燥感）、集中困難、敵意と攻撃性、頭痛、疲労感、抑うつ気分といった多彩な症状が出てくる。

不思議なことに、こういう離脱症状は禁煙してから四八時間後ぐらいがピークで、その後はおさまってくる。おさまってくるのだから簡単に禁煙できるかというと、そうではない。これがニコチン依存の奇妙なところで、治療がなかなか厄介なところでもある。

一九六〇年代、日本の成人男性喫煙率はなんと八〇パーセント。吸わない人のほうが少数派だった。しかし、この頃にはニコチンによる心臓病の危険性や、タールによる発ガン性も指摘されるようになっていた。たばこの慢性中毒症状は身体的なもので、脳がやられて感情や思考がおかしくなるわけではない。これが「禁煙運動」がうまく進まない理由でもある。

ＷＨＯは二〇〇三年、「たばこの規制に関する世界保健機関枠組条約」（たばこ規制条約）を採択し、「たばこの煙にさらされることからすべての者を保護するための措置をとる必要性」や「あらゆる形態のたばこ製品について、その使用の開始を防止し、その使用の中止を促進し及び支援し並びにその消費を減少させるための措置をとる必要性」などについて定めた。

ここには受動喫煙の害がはっきりうたわれている。たばこは今や自分の健康に悪いからやめようというものではなく、社会のために「やめなくてはならない」物質になったのである。

大麻（カンナビス）

インド大麻の葉やつぼみを乾燥させたものをマリファナという。ポルトガル語の「マリグアンゴ（中毒薬）」から来た名前だという。つぼみだけから採られたものをガーニャといい、純粋な樹脂をハシシュという。インド大麻にもたくさんの化学物質が含まれているが、脳に作用するものを総称してカンナビノイド類という。ここでは「カンナビス」と呼んでおく。その中でもっとも強烈な酩酊感、陶酔感を起こす物質が「デルタ－９－テトラヒドロカンナビノール（ＴＨＣ）」というものである。

繊維を採るアサ（麻）には「カンナビジオール」という物質が含まれている。カンナビジオールはカンナビノイドの作用を打ち消す方向に働く。だから、日本に自生していて繊維が採れるアサは、吸うと気持ちが良くなる大麻とは違うものである。

大麻は中央アジアのコーカサスあたりが原産の植物で、中国の古書、インドのバラモン教の教典（『アタルヴァ・ヴェーダ』）、ゾロアスター教の教典（『ゼンド・アヴェスタ』）、ギリシャのヘロドトスやデモクリトスの著作などに大麻のことが書いてある。ヨーロッパに入ってきたのは一九世紀になってからで、そのきっかけはナポレオンのエジプト遠征と、イギリスによるインドの植民地化であった。

カンナビスの吸引は世界的に非常に多い薬物乱用で、アメリカでは一九歳以下の青少年の五〇パーセント近くがカンナビスを試した経験がある。しかし、欧米でカンナビスが流行するようになった歴史は浅く、一九六〇〜七〇年代以降のことである。一九五〇年代のアメリカは好況に沸いたが、六〇年代にはそれが落ち込んだ。冷戦も社会に暗い影を落とした。アメリカの若者の間には既存の社会体制への不満が渦巻いていた。

そんなとき、アメリカがベトナム戦争に介入した。これによって、アメリカの若者は異国(アジア)の文化に触れた。反体制文化のうねりの中から、自分をスピリチュアルに解放しようという動きが起こり、カンナビスやLSDが好まれるようになったのである。

この動きに理解のある精神医学者や研究者は、「カンナビスにはそれほどの害はない」という。私がかつて翻訳した『薬』(岩波書店)という本の著者、イギリスのレスリー・アイヴァーセン博士は、行動薬理学の生みの親と言える偉大な薬理学者だが、カンナビスにそれほど害はないという意見の持ち主である。

いったい、カンナビスは吸っても大丈夫なのか? 悪いのか?

カンナビスを吸うと(運が良ければ)多幸感が起こり、楽しい気分になる。酩酊した感じになり、まっすぐ歩けなくなる。「運が良ければ」と書いたのは、「バッドトリップ」を起こすことも多いからである。

「バッドトリップ」を起こすと、頭痛、嘔吐《おうと》、精神錯乱といった急性中毒症状が起こる。そこまで「バッド」でなくても、時間の感覚がゆがみ、正常な判断ができなくなる。「脱法ハーブを吸って起こした事故」がときおり報道されるが、第2章で述べた通り、「脱法ハーブ」の正体は合成カンナビノイドである。植物としてのカンナビスはあれに似た急性中毒を起こすのだと考えればよい。

中にはカンナビスに敏感な体質の人がいるらしく、専門の学会では毎年何件か、急性のパニック発作を起こしたり、重症の幻覚・妄想状態（精神病的な状態）を起こしたりする例が報告されている。幸いにもこれまで死亡例はないが、死ななければいいというものではなかろう。どんな人が敏感なのかは、まだわかっていない。

こういったことから、臨床医たちは「カンノビスに対する依存はある」と思っていたが、基礎研究では依存性がなかなか証明できなかった。そのため、「カンナビスは依存を起こさないのではないか」と言われたときもあった。しかし、この頃は基礎研究でもＴＨＣの依存性が証明され、ＤＳＭ－５にカンナビスの「離脱症状」が挙げられて、カンナビスに対する依存が認められた形になった。

カンナビスの離脱症状には、イライラ、怒り、攻撃、不安、神経質、睡眠障害、食欲減退、抑うつ気分といった精神的なものに加えて、胃痛、ふるえ、発汗、発熱、頭痛といった身体症状もある。

また、長期にわたってカンナビスを使っていると、「無動機症候群」と言われる状態になる。無気力でやる気がなく、キレやすくなったり、統合失調症と見分けのつきにくいような精神病的状態になったりするのである。この頃では脳の画像解析からもいろいろなことがわかるようになってきた。カンナビスの長期使用によって脳の「海馬《かいば》」という場所がダメージを受け、記憶力や行動を抑制する力が低下するらしい。

さらに、カンナビスを吸う人には、子どもの頃にトラウマを受けた経験があったり、セックスのパートナーを次々と取り替える傾向があったりするという。本人は意識していなくても、心の傷にカンナビスがすり込まれている可能性があり、それならば、今のところやはりカンナビスは「危ない」と見ておくべきだろう。

シンナー（有機溶剤、ガス）

シンナーというものはいかにも化学合成品のように見えるが、その主成分はトルエンで、一九世紀に「トルーバルサム」という木の樹脂から単離された。「トルーバルサムならアロマセラピーで知っている」という方もいるかもしれない。精油として喉《のど》の病気に使ったり、肌荒れに使ったりする。ここに、**身近なもの——役に立つもの——好まれるもの——乱用されるもの——危ないもの**、というつながりを見ることができる。

日本でシンナーの吸引が流行しはじめたのは一九六〇年代の終わり。若者の間に反体制文化の雰囲気が広がっていた時代である。一九五〇年代生まれの世代は、当時新宿西口に集まった若者たちが自分たちを解放するために作った「コミューン」をあこがれの目で見ていた。第2章でも述べたが、この若者たちの一部が、メタカロン（商品名ハイミナール）という睡眠薬の酩酊感を楽しんだ。酩酊すると「ラリルレロ」がうまく言えなくなるので、「ラリる」と言う。先に書いた通り、メタカロンは規制され、薬局では手に入らなくなったので代用品としてあがってきたのがシンナーだった。

なぜシンナーだったのだろうか？　ここに依存症と社会の関係を考えるカギがある。

一九六〇年代は、国土の急激な開発が進み、伝統的な農村や漁村が崩壊した時代である。一九七五年までは「集団就職列車」というものがあり、地方の若者は「金のたまご」ともてはやされて都会に出てきた。しかしこの若者たちは、じつのところ、何か特別な仕事ができる腕を持っていたわけではなかった。結局、「金のたまご」の多くは「未熟練労働者」として社会の下層にもぐりこむほかはなく、働いても報われる機会がほとんどなかった。そして、彼らの職場にシンナーがあったのだ。

トルエンのような有機溶剤は「毒物及び劇物取締法」で規制されているが、工業に必要なものだから、麻薬のように「持っていたら逮捕」ということはない。手に入りやすいので若い人々の間に流行した。つい一〇年ほど前までは、中学生のおよそ二パーセントにシンナーを吸った経験があった。

トルエンも麻酔薬である。「吸入麻酔薬」と呼ばれるものと同じメカニズムで神経の情報伝達を抑制する。ただし、悪心《おしん》、嘔吐、耳鳴り、めまい、ふらつきといった多彩な不快症状を起こすので、麻酔の目的で使われることはない。神経の抑制が脳の深い部分に及ぶと、意識喪失、運動麻痺、呼吸抑制などが起こり、命が危なくなる。

気体として吸収したトルエンに依存性があることは、動物実験でも確かめられている。離脱症状はいくぶんアルコールに似ており、イライラ、嘔吐、頻脈《ひんみゃく》などがみられる。

有機溶剤は油を溶かすものだから、脂質に富む脳や神経系に慢性の損傷を起こす。神経細胞を包んでいる「鞘《さや》」のようなものが溶けてしまうのである。シンナーを吸って五年も経つと、CTスキャンで見てもはっきりわかるぐらいに脳の萎縮が進行する。とくに知的な活動を司る前頭葉の部分の萎縮が目立つ。

これに伴って、憂うつになり、投げやりになってやる気が失われ、その一方でキレやすくなる。知能も相当に衰えるようである。また、くわしい理由はよくわからないが、シンナーを吸っていると歯がボロボロになる。これも慢性中毒症状のひとつである。

シンナー遊びは減ってきたとはいえ、接着剤を吸ったとか、ライターのガスを吸ったとか、いろいろ問題な話には事欠かない。こういうときはガス自体の毒性に加えて酸素不足にもなるので、急性死亡の危険性が非常に高い。

ＤＳＭ－５では「吸入剤の使用障害」という項目の中にトルエンやガソリンといった揮発性の炭化水素、亜酸化窒素（いわゆる笑気ガス）、亜硝酸アミル（いわゆるラッシュ）、亜硝酸ブチルを含めている。また、こうしたガスを意図せずに吸った場合の中毒症状にも注意するように呼びかけている。

覚せい剤

覚せい剤のルーツは、「麻黄《マオウ》」という漢方の風邪薬である。麻黄には気管支を広げる成分が入っている。この抽出に成功したのが、日本の薬学の父、長井長義博士であった。一八八五年のことである。まだ大日本帝国憲法も制定されていない頃、明治維新からわずか十数年で日本の薬学が世界水準に達したことはすばらしい。ちなみにこの成分はエフェドリンといい、脳に入ると興奮作用を起こすから、今の風邪薬には脳に入りにくく加工したものが入っている。今でも有用な医薬品である。

一八九三年には覚せい剤（メタンフェタミン）が作られた。メタンフェタミン（実際には塩酸メタンフェタミン）の商品名は「ヒロポン」という。「疲労がポンと飛ぶ」から名付けられたという俗説もあるが、そうではない。「ヒロ」は「philo」で「愛する」という意味。「ポン」は「ponos」でギリシャ神話の神に由来する「労働」。働くのが好きになるという意味を格調高く表現したものだ。

覚せい剤というと「おそろしいクスリ」と思うかもしれないが、ヒロポンは今でもれっきとした医薬品である。ナルコレプシー（突然意識を失ってしまう病気）、各種の昏睡、もうろう状態、インシュリンショック、重症のうつ状態、手術後の虚脱状態からの回復などに使えることになっている。

覚せい剤は二〇世紀の初頭にまずせき止め（喘息《ぜんそく》の薬）として売り出された。しかし、ほどなくしてそちらの作用よりも、目を覚まし、疲れを感じさせなくする効果のほうが注目され、アメリカ、イギリス、オーストラリア、日本などの軍隊で使われるようになった。日本では「もっとも目下の時局に適合する」「長くない生命に最後まで緊張した精神を維持させる」といった理由で使われたようである。

日本には終戦直後と、一九七〇年代から八〇年代にかけて、一九九〇年代の終わりから現在までと、大きく分けて三回の覚せい剤乱用ブームがあった（**図3-4**）。

第一次ブームは終戦直後。このときは軍隊から放出されたものや民間で製造されたものが出回った。まだ規制されていなかったから薬局で買えた。覚せい剤を使うのはおもに学生、作家、芸能人など、深夜でもがんばらなくてはならない人々だった。一九五〇年、埼玉県で集団強姦事件が起こり、百数十人におよぶ青少年が逮捕される。この大部分が覚せい剤の常用者だった。この事件もきっかけになって、一九五一年に覚せい剤取締法が作られ、大量検挙の影響も受けて第一次ブームは急速に終わる。

図3-4　戦後３回の覚せい剤乱用ブームと完全失業率

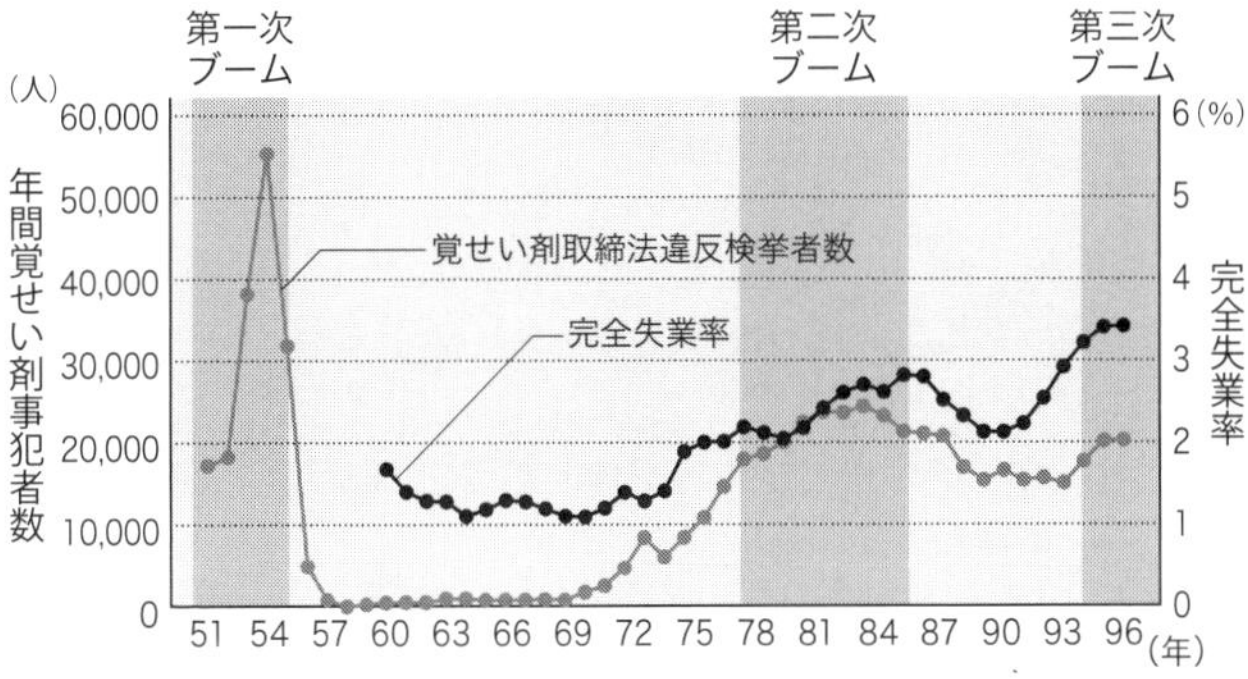

（和田，2000による）

第二次ブームは一九七〇年代後半から八〇年代前半にかけて起こり、ピークは一九八四年だった。第二次ブームでは、乱用する人が一般市民に広がり、乱用の形態は注射になった。このときの覚せい剤はおもに東南アジアで密造されたものだった。第二次ブームは高度経済成長のあだ花と言えるだろう。このブームを支えたのは、高度経済成長の陰で取り残され、疲れ果てた人々だった。

第二次ブームの初期には、「深川通り魔殺人事件」など覚せい剤常用者による凶悪犯罪が目立ったが、密売価格が高く、乱用者が早めに発見されて、早期治療が始められるケースも多かった。したがってブームの期間は比較的短く、覚せい剤精神病の後遺症（意欲減退、感情の鈍麻《どんま》など）も減り、ブームはほどなく終わった。

ところが、一九九四年ごろから検挙者が再び増え始め、一九九八年に政府は「今は第三次覚せい剤乱用期である」と宣言する。それから一〇年以上経過し、検挙の件数や人数はだらだらと減ってきたが、いまだに「第三次ブームは終わった」という宣言は出されていない。

この第三次ブームの特徴は、若年層、とくに未成年者の比率が増えたことである。ピークの時には、検挙された人のうち、未成年の比率が八パーセントほどもあった。また、使用の形態は注射ではなく、「アブリ」と呼ばれる吸引が増えた。現在、覚せい剤商売を仕切っているのは日本の暴力団だが、その手先になって末端で売り歩いているのは外国人である。密売情報もケータイで流れていく。外国人が甘く声をかけてくると私たちは警戒心をなくしてしまう。ケータイで段取りをつけ、売るほうは住宅地の中まで来てくれる。取引は瞬間的に終わるので、怪しいことをやっているという意識もあまりない。

図3−4（125ページ）を見ると、覚せい剤による検挙者の数と完全失業率がほぼ同期していることがわかると思う。**仕事がない状態は薬物依存症を育てる培地のようなものなのだ。**

覚せい剤を与えると、人間も動物も活発に動き、元気になる。ただ、行動をよく観察すると、それは無目的な元気で、注意力や作業の効率はむしろ低下していることがわかる。動物に与える覚せい剤の量を増やすと「常同行動」と言って、同じことを飽きもせずにいつまでも繰り返す行動が見られる。自律神経系にも作用があるから、心拍数や血圧が上昇する。また、覚せい剤は人間でも動物でも食欲の中枢に作用して食欲を低下させる。これが「覚せい剤がダイエットに効く」というウワサの出所である。

覚せい剤の離脱症状は、覚せい剤の効果とちょうど逆の症状である。つまり、ひたすら眠い、だるい、憂うつで何もやる気が起こらない、気分がひどく落ち込む、といった症状だ。覚せい剤は身体依存を起こさないので、いわゆる「禁断症状」というものはない。覚せい剤使用で逮捕された芸能人の禁断症状がマスコミで面白おかしく伝えられることがあるが、どこかで聞いたヘロインの話をちょっと加工した作り話であることが多い。

禁断症状はないが、覚せい剤で最も恐ろしいのは、慢性中毒症状として出てくる精神病状態である。物音がうるさく感じられ、ついには自分の悪口が聞こえてくるような幻聴や、自分がどこまでもつきまとわれ、ねらわれているように感じる妄想が出てくる。いったんこういう状態になると、覚せい剤を使わなくてもふとしたきっかけで症状があらわれる。「もう何年も使っていません」という人でも、幻覚や妄想を起こしやすい状態は続き、完全に回復することはない。これは覚せい剤が脳の神経ネットワークに永続的な変化を起こしてしまうからである。

アヘン

未熟なケシの実を傷つけたときに流れる乳液を固めたものがアヘンである。古代メソポタミアでは四〇〇〇年ほど前からケシの栽培が行われていた。アヘンに鎮痛効果や静穏《せいおん》効果があることも古くから知られていた。紀元前一五五〇年頃に書かれた人類最古の医学書『エーベルス・パピルス』には、アヘンが「子どものかんのむしによく効く」と書かれている。

イスラム教の勢力拡大に伴って、アヘンは東アジアやヨーロッパに広がった。一九世紀のイギリスにはかなりアヘンが浸透しており、もっぱら快楽を得るために乱用されていた。トーマス・ド・クインシーは一八二二年に書いた『阿片常用者の告白』でこのように言う。

「職工たちが急速に阿片常用の習慣に染まっているとのことであった。その甚だしさときたら、土曜の午後には何処の薬種商の跳馬も、晩の常連の注文に備えて並べられる一グレーン、二グレーン、三グレーンの丸薬で所狭しの有様だという。このような習慣が生まれた直接の原因は、低賃金にあった。当時の職工たちにはそのために麦酒や火酒に耽溺する余裕はなかったのである。」

（野島秀勝訳　岩波文庫）

一九世紀にはアヘンの有効成分が単離され、「モルヒネ」と名付けられた。モルヒネとモルヒネに似た化学構造を持つ薬物は今でも重要な鎮痛薬で、医療上の有用性は高い。しかし、多幸感や陶酔感を起こすので乱用されるおそれがある。乱用されると医療使用とは違って量が厳密にコントロールできない。アヘン類を大量に摂取すると呼吸の抑制が起こり、昏睡状態に至ることもある。

依存になったときの離脱症状は強烈である。「離脱症状は薬理作用とは逆」という原則から、アヘン類の離脱症状を予測することができる。アヘン類は痛みを鎮める。したがって離脱すると痛みに過敏になる。全身がきりきりと痛む。さらに、アヘン類は多幸感を起こす。したがって、離脱症状としては不幸で不快な気分を起こす。

そのほか、アヘン類が抑制していた症状がどっと一時に出ることになるので、異常な興奮、悪心、悪寒、嘔吐、筋肉や関節の激しい痛み、発汗、下痢、発熱、不眠、痙攣《けいれん》、失神など、「自律神経系の嵐」と呼ばれる激烈な症状が出る。慢性中毒の状態に至ると倦怠感や脱力感を感じ、意欲が低下する。

ヘロインもアヘン類である。ヘロインはもともとアヘン中毒の治療薬として発売された。ヘロインが脳の中に入るとモルヒネになる。モルヒネと同じ作用をするのだから、禁断症状が消えたように見えるのは当然である。しかし、ヘロインはモルヒネよりも脳に作用しやすいため効果が強く、強烈な依存を起こす。ほどなくヘロインはモルヒネよりも危険な薬物であることがわかった。

ところで、ヘロインは別だが、モルヒネや、モルヒネに似た作用を持つ医薬品は激しい疼痛《とうつう》の治療には欠かせない。こういう薬物を使うと依存症になってしまうのではないかと心配する人がいるかもしれないが、その心配はいらない。強い痛みがあるときにはモルヒネ類を使っても依存状態にはならない。このメカニズムは分子生物学的に明らかにされている。疼痛治療にはＷＨＯがガイドラインを出しており、このガイドラインに沿った使い方をするかぎり、依存症になる心配はない。

以上、依存を起こす薬物をいくつか紹介したが、これらは古くから人類とともにあり、文明を彩ってきたものばかりである。近代的な合成医薬品が作られる前は、いろいろな病気の治療にも使われてきた。

人間は身の回りの植物から栄養になるものを見つけて食物にし、傷や病気に治療効果のあるものを見つけて医薬品にし、陶酔感や酩酊感、高揚感、感覚の歪《ゆが》みなどを起こすものを見つけて宗教儀式や呪術に使ってきた。これら三つの根は同じであり、食物や医薬品がよくて、精神の変容を起こすものだけをいけないとする積極的な根拠はない。

病気をいやすためには「悪霊《あくりょう》」を追い払う必要があり、闘いに勝つためには「精霊《せいれい》」の力が必要で、人々を統率するためには未来を占う「魔力」が必要であった。特別な薬効成分を含んだ植物を食べたり、吸ったりすると、このような「霊の世界」に近づくことができると考えられていたからこそ、そのような植物が使われてきたのである。

ただし、それは特定の神話が通用する人々の住む狭い地域でのことだった。しかも、植物を使うのは、神聖な祭りや祈りが行われる特別なときに限られていた。

だが、世界大航海時代や帝国主義の時代に、当時の先進国の人々が、アジアやアメリカの伝統社会で限定的に使われていた植物を持ち帰った。彼らは科学技術を生かして植物から有効成分を単離、抽出し、化学構造を決めて純粋な「単品」を作った。それを彼らの窮屈な文明社会の中に放り込んだとき、「聖なる遊び」は「遊び」でなくなり、人間とともにあった化学物質が有害で恐ろしいものになったのである。

第３節　クスリにとらわれる脳

脳とはどんなものか？

薬物は脳に働きかける。だから脳のことを少し知っておくのは大事なことである。

人間の脳はだいたいグレープフルーツぐらいの大きさである。意外に小さい。だが、グレープフルーツは大きなものでも五〇〇グラムぐらいしかないのに比べ、成人の脳は一三

図3-5　シナプス

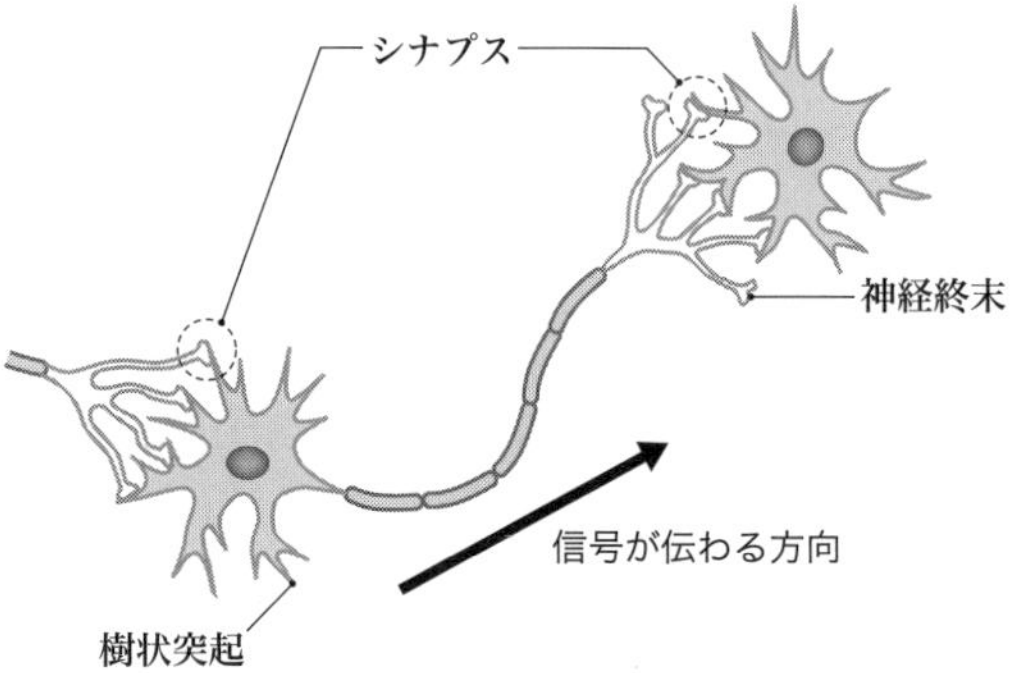

〇〇〜一四〇〇グラムある。だから持ってみるとずっしりと重い。

また、脳は全身が使う酸素の二五パーセントを使う。これだけの酸素を何のために使っているのだろうか？

それは神経活動のためである。脳の中には神経細胞、「グリア」と呼ばれる細胞、そして血管がある。「グリア」というのは「グルー」（にかわ）から来た言葉で、この細胞は脳の形を支える「つなぎ」のようなものだと考えられていたからこの名前がある。しかし実際には、グリア細胞は神経細胞と活発に化学物質のやりとりをし、神経の活動を支えている。脳の中にはだいたい千数百億個の神経細胞があると言われている。

神経細胞の仕事は二つ。一つは電気的に興奮すること。もう一つは化学物質を生産して分泌することである。この二つで、末梢から中枢へ、中枢から末梢へと、電気信号（インパルス）を伝えている。

化学物質を生産するのは何のためだろうか？　神経細胞と神経細胞は、一部の例外を除いて、直接つながっているわけではなく、わずかな隙間をへだてて向かい合っている（図3−5）。この隙間を「シナプス」という。電気的な興奮は神経細胞の端まで伝わったあと、シナプスをスパークのように飛び越えてまわりの神経細胞に伝わるわけではない。神経細胞が生産した化学物質がじわっと細胞の外に出て、シナプスを泳いで相手方の神経細胞に届くのである。この化学物質のことを「神経伝達物質」という。

相手方の神経細胞の膜には「受容体」という特別なタンパク質が埋まっていて、鍵穴に鍵が入り込むように、受容体に神経伝達物質が受け止められる。そこから先は相手方の問題で、一連の電気化学的な反応が起こって、興奮するときはするし、しないときはしない。つまり神経系の信号の伝達というのは、バトンを受け継いだら必ず次の走者が走るリレーのようなものではなく、そのときどきの状況で次に伝えられたり、伝えられずにそこで止まったりする。そこから心の不思議さが生まれる。

このシナプスが、たくさんの薬が効き目をあらわす「作用点」である。

脳でクスリはどう働くか？

脳の中には、じつにたくさんの神経伝達物質がある。だいたい一〇〇種類以上はあるだろうと言われている。神経化学の研究が進むと、神経伝達物質の数は増える。

たとえば、ドパミンという化学物質がある（ドーパミンという言い方のほうが一般的だと思うが、ここでは薬理学の言葉づかいに従って「ドパミン」とする）。ドパミンは神経細胞の酵素の働きでノルアドレナリンという物質になり、ノルアドレナリンはさらにアドレナリンになる。だから、今から五〇年ほど前には、ドパミンはノルアドレナリンの原料に過ぎないと思われていた。

しかし、それにしてはドパミンとノルアドレナリンの脳内分布が違う。そこで、ドパミンはそれ自体で神経伝達物質として働いているのではないかと考えられ、実際にそのことが確かめられたのである。つまり、分析技術が向上すれば「この物質もじつは神経伝達物質だった」ということがわかる。それで種類が増えているわけである。

一個の神経細胞は基本的に一種類の神経伝達物質しか作らず、分泌する物質の名前を神経細胞の名前にしている。たとえば、ドパミンを分泌する神経細胞は「ドパミン作動性神経細胞」、セロトニンという神経伝達物質を分泌する神経細胞は「セロトニン作動性神経細胞」などと呼ぶ。

神経細胞が分泌する物質（送信側）の主役は一種類だが、持っている受容体（受信側）は一種類ではない。ドパミン作動性神経細胞はセロトニンの受容体、ＧＡＢＡの受容体、グルタミン酸の受容体など、さまざまな神経伝達物質の受容体を持っている。

図3-6　神経伝達と薬

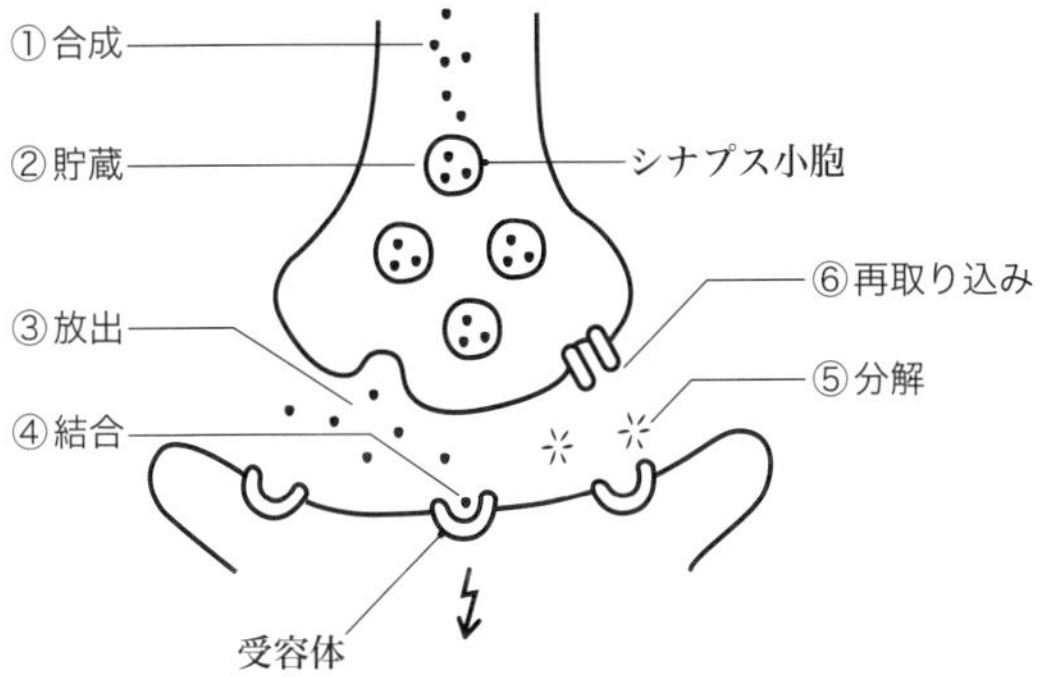

神経伝達物質は、血管から取り込んだアミノ酸などを原料にして、①神経細胞が持っている酵素で合成され、②シナプスの近くまで運ばれてシナプス小《しょう》胞《ほう》という袋のようなものに貯蔵され、③この神経細胞の興奮を受けて放出され、④相手方の神経細胞の受容体に届き、その後、⑤酵素で分解されたり、⑥もとの神経細胞に再び取り込まれてリサイクルされたりする（**図3―6**）。脳に作用する薬は、医薬品でも乱用されるものでも、だいたいこの①から⑥までのプロセスのどこかに作用する。

たとえば、うつ病の治療に使う薬は、ノルアドレナリンやセロトニンといった神経伝達物質の⑥のメカニズムに作用して、シナプスのノルアドレナリンやセロトニンの濃度を増やす。メタンフェタミンはノルアドレナリンやドパミンの③、⑤、⑥に作用して、シナプスのノルアドレナリンやドパミンの濃度を増やす。

このように、細胞レベルで薬の作用を見ると、人間にとって役に立つ薬とそうでない薬の区別はつかない。

「欲しい気持ち」はどこで起こる？

クスリに依存した状態とは、そのクスリの効果を味わいたいという「強迫的な欲求」が存在している状態である。

こういう欲求が脳の特定の場所の活動と関係があると気づいたのは、精神科医や薬理学者ではなく、ジェームズ・オールズというアメリカの心理学者だった。オールズは「動機づけ」（やる気）に興味があったらしく、社会心理学で学位を取り、カナダに留学して脳の研究を始めた。そして、ふとした偶然で、動物（ラット）の脳のある部分を電気で刺激すると、ラットがその刺激を「求める」行動をすることを発見した。あまりにも熱心に求めるので、「これは嗜癖に似ているのではないか？」と彼は本に書いた。

依存性薬物がオールズの見つけた神経系に作用することが実際に確かめられたのは一九八〇年代になってからである。この頃、脳の生化学が急速に進歩し、覚せい剤やコカイン、モルヒネといった薬が神経細胞の外に出るドパミンの濃度を高めることがわかった。すべての依存性薬物がドパミンを増やすかどうかについては議論があったが、その後の研

図3-7　脳の報酬系

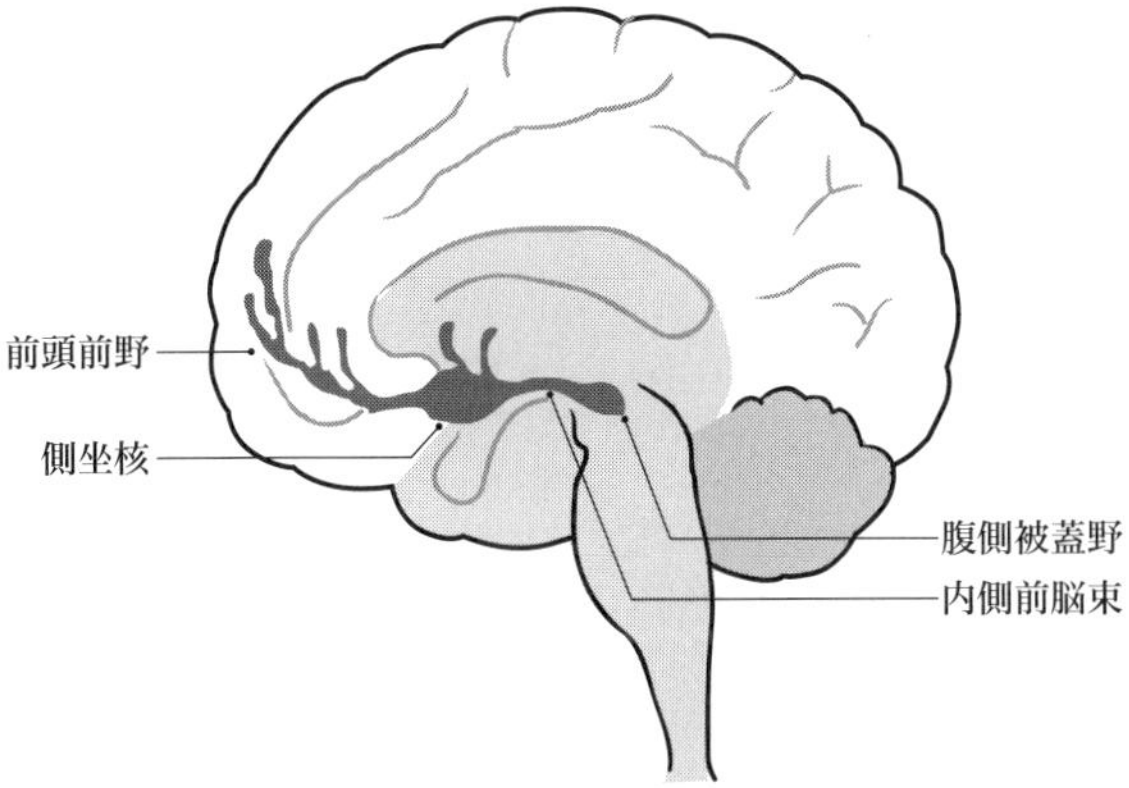

究で、間接的ではあっても何らかの形でドパミンを増やすと考えられるようになって、現在に至っている。

オールズの見つけた神経系とは脳のどこか？ 人間の脳でいうと、**図3−7**に示したような、ごく狭い領域である。中脳の腹側被蓋野《ふくそくひがいや》から、その少し前方の側坐核《そくざかく》というところに向けて、ドパミン作動性の神経が走っている。これがオールズが発見した神経系の正体で、依存性薬物は側坐核周辺のドパミン濃度を増やす。

ラットを使った動物実験では、このドパミン作動性の神経を微弱な電気で刺激すると、甘い水やおいしい餌のような「報酬」を与えたのと同じ効果があった。そこでオールズはこの神経系のことを「報酬系」と呼んだ。

一九九〇年代以降、人間の脳の活動を画像で解析する技術がいちじるしく進歩した。こうした技術によって、人間の報酬系が、好きな人の顔やお金、飲み物などに反応することがわかった。私たちの生活にはいろいろと「手に入れたいもの」「手に入れると報酬になるもの」がある。報酬系はそういうものに一括して反応する幹線道路のような神経系である。

報酬系のドパミン濃度は、「快感」のなかでも、リラックスした「満足感」ではなく、さらなる快感へ人間や動物を駆り立てる「高揚感」に関係がある。**報酬系は目標に向けて私たちを動かすエンジンのような働きをしているのだ。**

さらに、最近の研究によると、報酬系の神経細胞は「報酬を予測するもの」「予想よりも大きな報酬」「もらえると思っていなかった報酬」などに反応する。そういう神経細胞があるから、人間や動物は「あっちに良いものがあるはずだ」と予測することができ、自分の行動を「良いもの」に寄って行くように修正することができる。報酬系の本当の役割は、こんなふうに行動をガイドすることのようだ。

脳がクスリにハマるしくみ

マウスに覚せい剤を注射して広場のようなところに置くと、やがて歩き始め、せわしなく歩き回る状態が一時間ぐらい続く。

二、三日おいてもう一回注射すると、初回よりも歩き始めるのが早くなり、しかも若干

図3-8　パブロフの犬

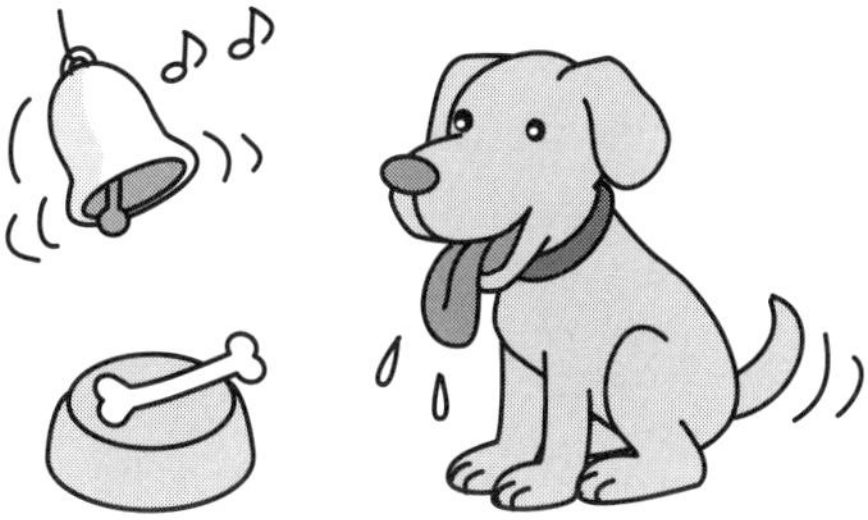

活発に動く。このようなことを繰り返していると、覚せい剤による興奮の度合いはだんだん強まってくる。一般にクスリは、同じ量を何度も与えていると効き目が弱まってくるが、覚せい剤は逆である。

いったんこのように興奮が亢進すると、一ヵ月ぐらい覚せい剤を注射せずに放っておいても、もう一度注射すると強い興奮が起こる。また、こうなったマウスに生理食塩水を注射しても若干興奮する。そのときのマウスを見ていると、注射した直後にくるくる動き回り、やがて「何か変だ。今日は何も感じない」と気づいたかのように動きを止める。

これは「パブロフの犬」に似た状態である（図3-8）。犬に餌をあげると唾液が出る。餌をあげる前にメトロノームの音を聞かせると、音を聞いただけで唾液が出るようになる。今から思えば何ということもない発見で、犬を飼っている人は誰でもこのぐらいのことは知っていたはずだが、それを組織的な実験に持って行ったところにパブロフの偉大さがある。実際、この実験は、動物の全身を使って神経の働きを研究した世界最初の例なのである。

マウスを使った覚せい剤の実験の場合、覚せい剤の効果が餌、歩き回るという行動が唾液、注射をするという操作がメトロノームの音にあたる。

パブロフの犬状態になったということは、ある種の記憶が作られたということでもある。マウスの頭の中で、「巨大な手がボクをつかんで、背中にチクッと痛みがあった」という経験と、「何だか落ち着いていられなくなって、そこらへんをグルグル歩いてしまった」という経験が結ばれたわけである。脳はこの結びつきを記憶すると、だんだん変わって行き、薬物を連想させるようなものに敏感に反応するようになる。こういう記憶を作ってしまうところが、依存性薬物の厄介なところだ。

何でこういう記憶ができてしまうのか？　いま世界中で分子レベルの研究が盛んに行われている。樹状突起にあって、神経伝達物質を受け取る「アンテナ」の役割をしている棘《とげ》の形が変わるとか、神経細胞の中で新しいタンパク質が作られるとか、いろいろなことがわかってきた。しかし、じつのところ、そういった脳の中での変化は、依存に関係のない「正常な」記憶が作られるときにも起こっている。

薬物体験を繰り返していると、依存症につながるような記憶は自動的に作られる。神経系としては薬物が起こす変化に対応しようとして正常に反応しているだけなのだが、結果的には「世の中でクスリが最も大事」という状態になってしまうのだ。

薬物依存症の終着駅

動物の脳はどうして記憶を作るのだろうか？　当たり前だが、人間も動物である。誰かを訪ねてどこかに行くことを考えよう。初めての場所を歩くと、ずいぶん遠いような気がする。しかし、何度か歩いてその道に慣れると、遠い気がしなくなる。それは記憶が作られたからである。記憶が作られると、次々と目に入ってくる風景が珍しいものではなくなる。脳の中のメモをたどっていけばいいから、見知らぬ風景に驚いていたときとは違って、脳にかかる負担が軽くなる。私たちは負担を軽くするために記憶を作る。

同じような変化は、ほかの経験でも起こる。つまり、経験を繰り返すと身の回りで起こる出来事が意外ではなくなる。意外でなければ、何か「良い」ことが起こっても、いちいち報酬系は反応しない。ちなみに、習慣化された自動的な行動を司っているのは、報酬系とは別の部位、線条体《せんじょうたい》と呼ばれるところである。

これが依存症の終着駅の一つである。**依存症になってしまうと報酬系は正常に働かなくなる。生活から喜びや楽しみが失われるのだ。**重苦しい日常生活から解放されたかったはずなのに、生活が暗い灰色で塗りつぶされてしまう。しかもそれは決して異常な反応ではなく、脳がクスリにさらされた結果として、きわめて分子生物学的、神経化学的に正しいしくみによって自然に落ち込んで行く終着駅なのである。

薬物の依存症と、次章で説明するような薬物以外の対象への依存症は、その対象に最初に手を出す心理は似ている。しかし、薬物の場合、脳に対する直接の影響があり、手を出した後はほぼ自動的に、気分のアップ・ダウンを繰り返しながらパブロフの犬状態にまで進んでしまう。そこが、薬物以外の対象の場合とは違うと考えられる。

薬物依存症がどんどん進んでしまうのは、まずもってクスリの性質のせいであり、誰にでも起こり得ることだ。つまり**薬物依存症は決して「心がゆがんだ」「弱い」人だけの問題ではない。**ある種の化学物質に対する脳の「正常で」「自然な」反応である。依存症の科学は二〇世紀の後半をかけて、このことを証明してきたと言ってもいいだろう。

第4章

いろいろな「依存症」

～行為、ネット、人間関係

第1節

依存症の広がり

いろいろな依存症があるのだろうか？

この頃、「ギャンブル依存」「買い物依存」「ネット依存」など、「依存」という言葉を目にする機会が増えた。セックスや暴力で結ばれた不安定な人間関係も「セックス依存」「暴力依存」などと「依存」の一種と考えられている。

もともと「依存」という言葉は、世界保健機関（ＷＨＯ）が薬物の危険性（乱用されるおそれがあるかどうか）を表すために使い始めた言葉である。そういう意味では、薬物ではないものへの「依存」や「依存症」は、あくまでも比喩的な表現だ。

しかし、たとえばパチンコのようなギャンブルを考えると、「どうしてもそれをやりたい」「やめたくてもやめられない」という強迫的な欲求を持つ人がいる。そういう人はかなりの借金を作って生活に支障が出ている場合もある。これは薬物依存症とそっくりではないか？　こういう考えが起こって、人は薬物以外の対象にも依存することがあるのではないかと考えられるようになってきたのである。

もっとも、そういった行為を本当に依存症と呼んでいいものかどうか、クスリ系の依存症について考えてきた私としては、際限なく依存症の範囲が広がるのは行き過ぎのように思うところもある。

前に紹介したように、薬物（化学物質）への依存症は、化学物質が脳に作用して起こる「自然な反応」だった。だからこそ、化学物質の作用を研究すれば、依存症の謎に迫ることも、治療法を考えることもできるわけである。こういう身体的、生理的な反応がパチンコやケータイによっても起こるのだろうか？

また、化学物質の場合、依存症になってしまうのは、脳の「報酬系」（137ページ図3−7）にクスリが直接働きかけてしまうからだった。パチンコやケータイにも、そこまでの生物学的な背景があるのだろうか？　これらは今の時点では「そうだ」とも「そうでない」とも言えない。これから研究を進める必要がある。

さらに、化学物質には中毒症状として急性・慢性の臓器への毒性という問題があった。このために、たとえば長年アルコールやシンナー、覚せい剤といったものを使い続けていると、脳がやられ、思考力や記憶力がそこなわれてしまう。もちろん、体全体にも悪い影響が出る。こうなってくると、まず体の立て直しが大事だし、脳がやられた状態では、いくら熱心に心理療法を試みても効果は出ない。これに対して、パチンコやケータイが直接「脳に悪い」「体に悪い」というはっきりとした証拠は、今のところ見当たらない。

要するに、人間の心理や行動を中心にしたものの見方をするといろいろな依存症があるように見えるが、身体全体や脳の働きを重く見ると、何もかも同じような依存症とは思われない。医師や心理士の話によると、これはじかに患者さんに会ってみるとわかるという。薬物依存症の人に比べて、薬物ではない対象への「依存症」の人のほうが、冷静に自分自身を振り返る「目」のようなものをしっかり持っているという話だ。

揺れ動く診断基準

アメリカ精神医学会の診断基準（ＤＳＭ）の第五版の改訂で、「ギャンブル障害」が薬物依存症と同じグループに入り、「ネット依存症」が薬物依存症と似たものかもしれないということで将来の検討課題になったことはすでに述べた。

しかし、これまでギャンブルのやりすぎやネットに溺《おぼ》れてしまうことが心の病気と考えられていなかったわけではない。第四版までは「依存症の一種」と思われていなかったのである。ギャンブル障害の従来の正式な名称は「病的賭博」と言い、「衝動制御の問題」とされていた。ネット依存症も、「やめたくてもやめられない」という意味では「衝動制御の問題」に入れることができた。「セックス依存症」や「暴力依存症」には「人間関係の問題」というカテゴリーがあった。

つまり「そういう問題がある」ことは認識されていたのだが、ここでの問題は、「それは依存症か？」ということである。

ギャンブル障害の場合、「依存症」に近いと考えられる根拠はあった。「衝動制御の問題」には、ギャンブルのほかに、盗み癖（万引きを繰り返してしまうようなこと）、放火癖、自分の毛を抜く癖などが含まれていたが、ギャンブルの問題とこれらの病気が一人の人間の中に同居している例は非常に少なかった。一方、アルコールの問題を抱えていたり、ドラッグの問題を抱えていたりする人は多く見られた。つまり、薬物依存症と重なる部分が大きいのであった。

セックス依存症やパートナーへの暴力依存症（これはいわゆるドメスティック・バイオレンス〔DV〕なので、以後本書では「DV依存症」と呼ぶ）の問題も、アルコールやドラッグとの結びつきが強かった。

こういう「近さ」に注目すると、これらは依存症の親類だと考えることができる。

しかし、ギャンブル障害などを「依存症」ではなく「衝動制御の問題だ」と考えたほうが、幅広い心の問題をカバーできる可能性もあった。衝動制御の問題にはどんなものがあるかを、最近イギリスで出版された本を参考にしてあげてみたのが、**図4−1**（148ページ）である。あまりにも雑多なものが含まれているという批判はあるが、そのおかげで「衝動性とは何か？」という研究が進んだ側面もある。

図4-1　化学物質以外の対象への「依存症」

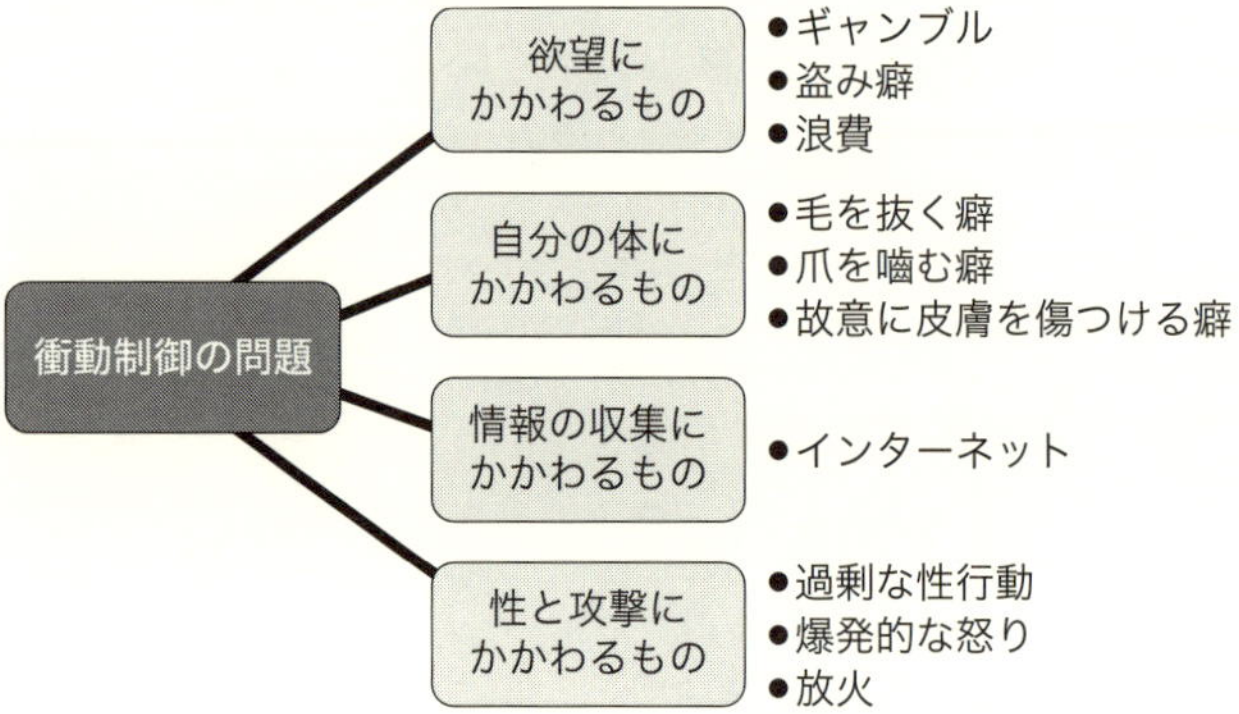

(Aboujaoude & Koran, 2010 に基づく)

「衝動制御の問題」をざっくりと分けてみると、「欲望にかかわるもの」「自分の体にかかわるもの」「情報の収集にかかわるもの」「性と攻撃にかかわるもの」の四種類になる。

「欲望にかかわるもの」とは、何かを手に入れる行為の問題である。これにはギャンブル、盗み癖、浪費（いわゆる「買い物依存症」）などが含まれる。後先も考えずにこれらが「欲しくなる」という点で衝動的な欲望ということができる。

「自分の体にかかわるもの」には、毛を抜く癖や爪を噛む癖などが含まれる。毛を抜くことぐらいたいしたことではないと思うかもしれないが、皮膚科の医師によると、重症例は専門のケアが必要なくらい大変なのだそうである。また、「故意に皮膚を傷つける癖」にはリストカットのような自傷行為との近さが感じられる。

「情報の収集にかかわるもの」とは、「ネット依存症」のことである。

「性と攻撃にかかわるもの」には、セックス、暴力などがある。「攻撃」を拡張すれば児童や高齢者に対する虐待の問題にもつながる。このカテゴリーは、「人はどうして過剰に攻撃的になってしまうのか？」「衝動性と攻撃性の間にはどんな関係があるのか？」という問題につながっている。

はたして「衝動制御の問題」や「人間関係の問題」か、「依存症」か？　議論はつきないが、どちらが深い人間の理解につながっているのだろうか？　また、どちらの考え方が患者本人や家族にとって良い方向なのだろうか？

本書ではその問題への答えを急がず、「行為への依存症」ということで「ギャンブル障害」と「買い物依存症」を、また「ネット依存症」については、これからの社会を視界に入れて「情報環境依存症」として、さらに「人間関係への依存症」として「セックス依存症」と「ＤＶ依存症」をとりあげて、その特徴や心理を考えてみる。

第2節

行為への依存症

2−1 ギャンブル依存症

ドストエフスキーとギャンブル依存症

先ほど述べたように、DSM−5では「ギャンブル障害」と呼ぶが、薬物依存症と同じカテゴリーに入ったことでもあるので、本書では「ギャンブル依存症」と呼ぶことにする。その話は、ロシアの文豪ドストエフスキーから始めよう（**図4−2**）。

ドストエフスキーはギャンブラーだった。一八六三年、四二歳のドストエフスキーは静養のためにフランスやイタリアに旅行するはずだったが、温泉で知られるドイツのヴィースバーデンに寄り、四日間続けてルーレットをやってしまい、結局旅行はとりやめになったという。

ちなみに、ドストエフスキーにはてんかんの持病があり、何度か大発作を起こした。また、几帳面な性格で、書斎の小物はすべて、いつも同じ場所になければならなかった。作家で精神科医の加賀乙彦氏によると、ドストエフスキーの賭博は「借金、前借、政治運動、恋愛」など現実世界のできごとに密着して生きるときに起き、一方でてんかんの発作や文学の創作は、その「現実から強烈な力で離脱したいとはかる」ときに起こるものであったという。

ドストエフスキーは『未成年』という作品の中で、自らがよく知る賭博の心理についてこう書いている。

「まだ胸はどきどきしないが、なんとなくすこしじーんとして、わずかにふるえる——ちょっと快い感じである。しかしこのためらいがたちまちきみを苛だてはじめる。そして君は目がくらんだみたいになって、つと手をのばし、カルタをつかむ、が、機械的で、ほとんど意志にさからって、誰かがきみの手をつかんでひっぱったような感じである。ここにいたって、きみは腹を決め、カルタを投げる——これはもうまるでちがう、ぐっと力強い感じである。」

（『未成年』上巻　工藤精一郎訳　新潮文庫）

図4-2　ドストエフスキー

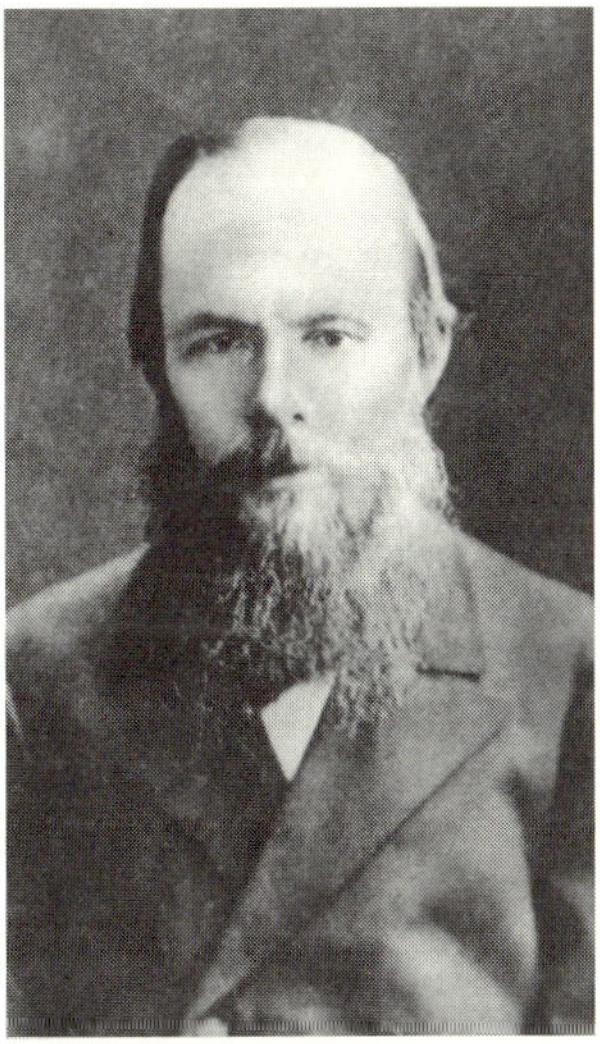

ドストエフスキーはまた、賭博にハマるとどうなってしまうかについても鮮やかに描いている。

「あなたは人生や、自分自身の利害や社会的利害、市民としての人間としての義務や、友人たちなどを放棄したばかりでなく、勝負の儲け以外のいかなる目的をも放棄しただけではなく、自分の思い出さえ放棄してしまったんです。」「あなたの夢や、今のあなたのもっとも切実な欲求は、偶数（ペール）、奇数（アンペール）、赤（ルージュ）、黒（ノワール）、真ん中の十二（ドゥズ・ミリュ）などといったものより先には進まないんだ、わたしは確信しています！」

（『賭博者――一青年の手記より』原卓也訳　新潮文庫）

ギャンブルは、アルコールと同じように人類の文明とともにあった。ギャンブルは運に支配される。昔の人々にとって、運に支配されるとは神に支配されることでもあったから、ギャンブルは神

図4-3　ヘルメス

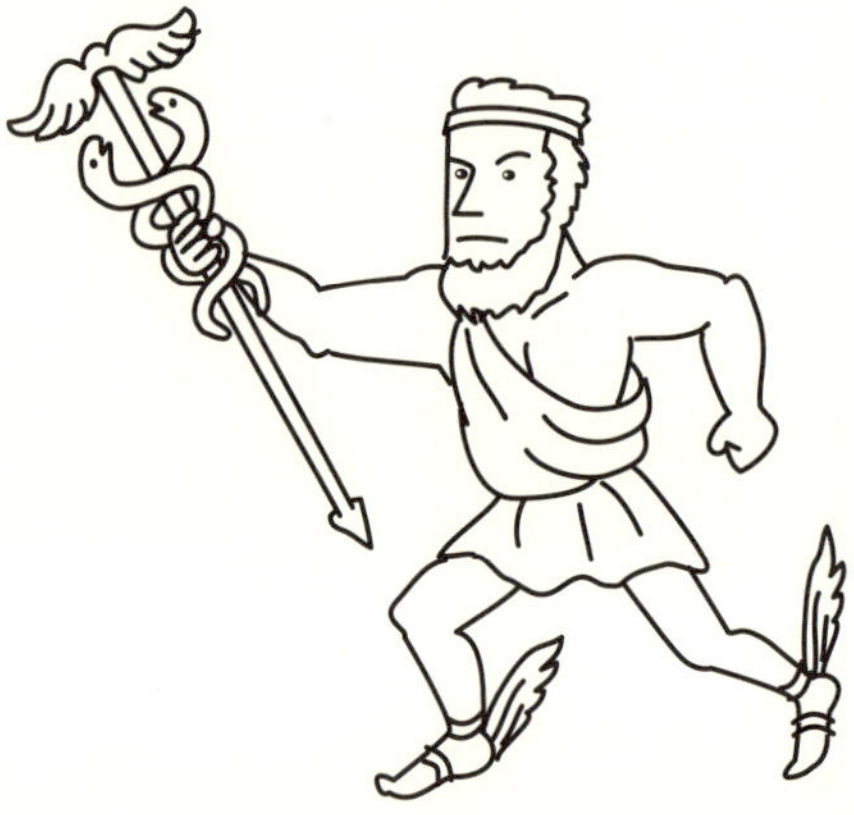

と交信する手段でもあったのだ。これはなにも西洋に限らない。私の記憶の中でも、田舎の祭りは勝負ごとと一体になっていた。

ギリシャ神話の賭博の神はヘルメス（マーキュリー）。ヘルメスはゼウスの子、生まれてまもなく兄の牛を盗み、牛を後ろ向きに歩かせて足跡を工作し、盗みをごまかす知恵の持ち主でもあった。ヘルメスはまた、交易の神、旅行の神でもある。昔の人々にとって、商売モノを遠くに運ぶ旅と交易は、うまく行けば莫大な富をもたらすが、失敗すれば無一文、命さえも危うい賭博の一種だったのかもしれない。ヘルメスは翼の生えたサンダルを履いた姿で描かれる（図4－3）。幸運はあっという間に去って行くのだ。

「強化」のスケジュール

なぜギャンブルにハマるのか？　その原理を少し考えてみよう。

まず、人間の行動（仕事）に対する報酬の与え方を考える。心理学ではそれを「強化のスケジュール」と呼ぶ。スケジュールごとに行動の特徴がある。これは人間に限らず、いろいろな動物にも共通である。非常に堅い生物学的な法則らしい。

具体的に見ていこう。「強化のスケジュール」には時間制と歩合制の二つがある。

まず時間制。アルバイトの報酬が週給払いでもらえるとする。たとえば、水曜にもらったら次の給料日は次週の水曜で、この間はいくら働いても何ももらえない。こういうときには、もらった直後はあまり働かず、次の給料日が近づくにつれてだんだんやる気が出てくる（行動を客観的に見ると「単位時間当たりの仕事量が増える」ということになる）。

また、現実にはあまりないだろうが、給料日が「平均して水曜」と決まっていて、場合によっては火曜になったり木曜になったりすることがあったらどうだろうか？　この場合はほぼ一定のペースで働き、アップダウンはあまりない。

次に歩合制。まず「固定」の歩合、つまり一定のノルマを達成するたびに報酬がもらえる場合を考える。このときは一定のペースで働いては少し休み、また一定のペースで働いて休む。つまり、「やったり、やめたり」というパターンができる。とくに、報酬をもらった後には必ずと言っていいほど「一休み」をする。ノルマがきつくなると、仕事のペースはあまり落ちないが、ときどき入る「一休み」の時間が長くなる。

さて、「変動」の歩合というものがあると考えてみよう。あるときは契約一〇件で報酬がもらえるが、別のときは三〇件、平均はだいたい二〇件、というようなスケジュールを想像してもらえればよい。立て続けに報酬がもらえるときもあれば、しばらく何ももらえないときもある。この「変動歩合」はまさにギャンブルである。

ギャンブルは、自分から勝負に出なければ何も手に入らないから、時間制ではなく歩合制である。当然のことながら、何回に一回勝つかは決まっていない。ただし、大まかな平均は決まっているように思われる。人間に限らず、動物はこの「変動歩合」のときにいちばん一生懸命に働く。

私の子どもが小さいとき、カード集めに熱中していた。駄菓子屋のようなところで五枚ほどのカードが入ったパックを買う。パックの中には、ときどき「レアカード」というものが入っている。子どもはそれが欲しいのだが、いつレアカードに当たるかはわからない。当然、当たるまで買いたがる。これが「変動歩合制強化スケジュール」の典型例だ。

このように**ギャンブルは、もともと人間を夢中にさせる性質を持っている。**いかに「面白くない」ギャンブルといえども、変動歩合制強化スケジュールを用いれば、人を夢中にさせることができるのだ。この手を利用（悪用）すると、私たちは人を馬車馬のように働かせることもできる。つまり仕事をギャンブル化すればいいのである。部下の報告に対して、あるときには立て続けにほめ、あるときはずっと黙っている。そうすればどんどん働くはずである。

ギャンブルにとらわれたＨ君

Ｈ君は三〇代の後半、男性、既婚、会社員である。

彼は一人っ子だった。両親は仕事で忙しかったので祖母に育てられた。祖母は彼を溺愛したようである。実家は裕福で、両親は彼に十分な小遣いを与えた。

しかし、やはり寂しさがあったのだろうか、中学に入ると「少し悪い」友だちと付き合うようになった。たばこも吸ったたし、ゲームセンターで時間を過ごすこともあった。彼には小遣いが十分あったので友だちには気前が良く、その点では人気があった。

高校生になると、ゲームをしてぶらぶら過ごすことが増え、次第に成績は下がってきた。大学受験に失敗し、都会に出てきて浪人生活を送るが、次の年も受験に失敗した。勉学の道はあきらめ、サービス業の世界にとびこんだ。そこではかなりの成績をあげたようである。彼は人当たりも良かったし、話術もたくみだった。業界の先輩にかわいがられ、ポーカーを教えられた。もともとゲームは好きであり、かなりの腕前になった。

二〇代半ばに、H君は知り合いの紹介で結婚した。妻は仕事を持っており、かなりの収入があった。そこで彼は「プロのギャンブラーになろうか」と思った。きまじめな仕事をするのは性に合わなかったし、一度に大金を手にするのも魅力だったからである。これまでの経験から、自分にはそれができるのではないかとも思った。スロットマシン、バカラ、競馬などがおもな「遊び」というか「稼ぎ」で、ときには海外にも出かけて行った。その華やかな生活は彼をとりこにしたようである。勝ったり負けたり、自分ではそこそこの勝負をしていると思っていた。

ところが、気がついたらかなりの借金を背負っていた。債権者からの取り立てが徐々に厳しくなり、妻は「何かおかしい」と感づいた。しかし、妻の会社にそのことを知られたら人生がおしまいである。今は怖くて借金のことを誰にも言えず、一人で悩んでいる。彼の話によれば、以前ほどは賭事をしていないという。ただ、それが本当かどうか、彼の話を信じていいのかどうかはわからない。

さて、H君の話を表面的に聞いている限りでは、ギャンブルにのめりこんで借金を作ったことだけが問題で、ほかにとりたてて問題のある人生を送ってきたようには思えない。しかし、彼の話をくわしく考えてみると、子どものころからどこか寂しさをかかえていたことに気づく。その寂しさを補ってくれるのが金であった。H君は金の力を借りて「友だち」を作ってきた。それは本当の友だちだったのだろうか？

さらに、少し意地の悪い言い方をすれば、彼は本当に順調な人生を送っていたのだろうか？　きまじめな仕事は性に合わない。それはそれでいいだろう。しかし、だからといって、「プロのギャンブラーになろう」と思うだろうか？　そこに考えの飛躍があったのではないか？　先輩に教えられたポーカーにのめり込み、かなりの腕前になったというが、彼が本当に求めていたのはポーカーの世界での成功だったのだろうか？　何とかして先輩に認められたいという気持ちはなかったのだろうか？

ここに、第２章で考えた「心の居場所」や「自己効力感」の問題があると考えることができるだろう。

病的なギャンブルとは？

ＤＳＭ－５で病的なギャンブルの特徴がどのように考えられているかは、すでに示した（49ページ表1－2）。

ギャンブル依存症の特徴は薬物依存症によく似ている。ギャンブルに費やす金額がだんだん増えてくること、ギャンブルをやめようとするとイライラすることなどは、薬物依存症と同じような気分のアップダウンの波が起こっていることをうかがわせる。ギャンブル依存症は、ただのバクチ好きのバクチのやり過ぎではない。

「不安なときや気分が落ち込んだときにギャンブルをする」「カネを失ったとき、別の日にそれを取り返そうとする」というような特徴は、不愉快な気分や損の感覚がギャンブルの動機になっている証拠だろう。

ここがプロのギャンブラーとギャンブル依存症の大きな違いだと、精神科医で作家の帚木蓬生さんは言う。プロのギャンブラーはみじめな気分のときにギャンブルをやったりしないし、引き際を知っている。プロのギャンブラーは、どれだけ勝っていても、いいところで切り上げられる。負けていても「もう一回」とねばったりはしない。

アメリカのある研究によれば、生涯のある時期に「やめたくてもやめられない」ギャンブル問題で悩んだことのある人は、成人人口の一・六パーセントにのぼるという。多くが青年期に始まり、男性と女性で好むギャンブルには若干違いがある。男性はスポーツくじ（ロトのようなもの）、ダイス、ブラックジャックなど、戦略が必要なものを好み、女性はスロットマシンやビンゴなど、偶然の要素が多いものを好む。また、ギャンブル依存症におちいる人は恥と罪の感覚が強く、家族との親密な関係や信頼がなく、心の問題を抱えている人も多いという。

また、アメリカのある調査ではギャンブル依存症の人はそうでない人に比べてアルコール依存症になる危険度が四〜二〇倍も高い。喫煙率は四〇〜七〇パーセントで（欧米では喫煙も立派な病気である）、ギャンブル依存症でない人よりもはるかに高い。うつ病のような気分障害を抱える人が三〇〜八〇パーセント、不安障害を抱える人も三〇〜四〇パーセントいるという。**ギャンブルへののめり込みと心の健康の間には深い関係がある。**

衝動性　〜報酬をどれくらい待てる？

ＤＳＭ－５ではギャンブル障害が「衝動制御の問題」から外れたが、ギャンブルへののめり込みと衝動性の関係がなくなったと考えられたわけではない。それどころか、依存症一般にとって衝動性はとても大事な心理である。

衝動的というと、「後先を考えない」「キレやすい」といったイメージがあるかもしれないが、心理学ではもう少しくわしく研究されている。

衝動性にもいろいろな種類がある。「行動のブレーキがきかない」のもその一つだ。赤信号なのに道をせかせかと渡ってしまうような感じだろうか。しかし、依存症と関係が深いのはそれよりも根の深い衝動性で、「時間とモノの価値をどのように見ているか？」という問題である。

一般に、待たされると報酬の価値は減る。たとえば、金が必要になって、それを用立ててもらいに行ったとする。そこで「ひと月待っていただければ一〇万円ご用意できます」と言われたとする。相手はまた、「今すぐでしたら七万円ばかりしかご用立てできません」とも言ったとする。

さてどうするか？「七万円でいいから、今すぐ用立ててくれ」という行動が「衝動的」、その反対に「ではひと月待ちます」という行動が「自己制御的」である。要するに、「衝動的」とは「小さな報酬でいいから今すぐ欲しい」「じっくりとは待てない」という心のことである。

この心理をきちんと調べるためには、次のようにする。

大きな報酬（一〇万円）と小さな報酬（七万円）があって、どちらも今すぐもらえるとなると、一〇万円欲しいのが当たり前である。しかし、「一〇万円は一ヵ月後、七万円なら今すぐ」となるとどうだろうか？　これでも私は待つが、「一〇万円は一〇年後、七万

図4-4　お金の価値はもらえるまでの時間で変わる

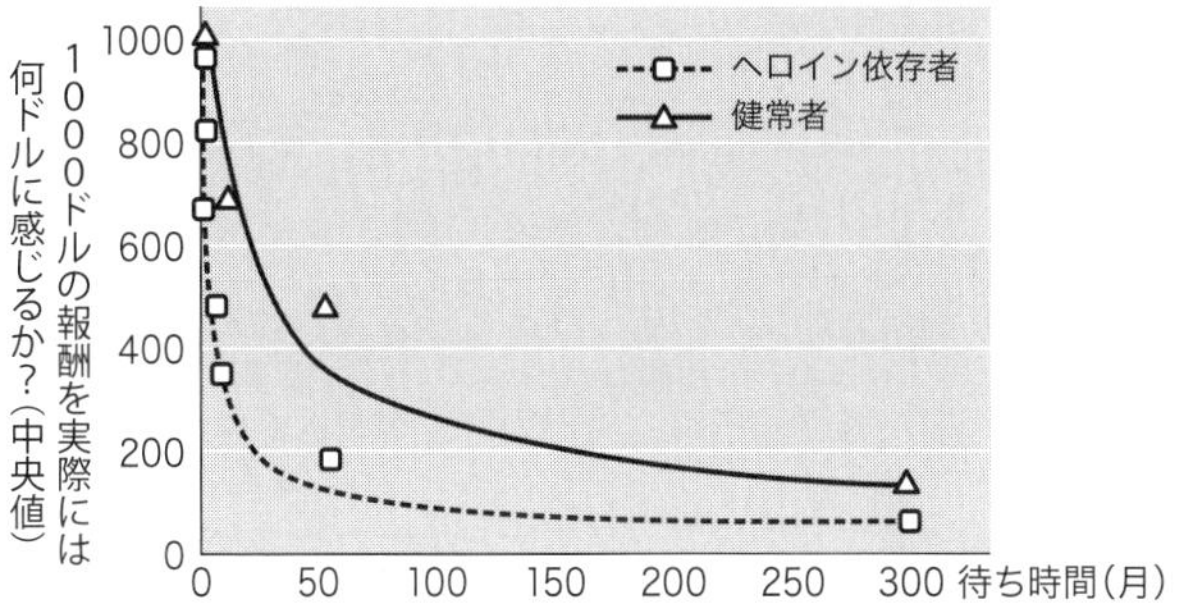

(Madden et al, 1997 による)

もらえるまでの待ち時間が長くなるほど、お金の価値を少なく感じるようになる。依存症ではない人でも、50ヵ月待たされる場合、1000ドルを400ドル程度にしか感じない。

円なら今すぐ」だったらどうだろう？　私は小さな報酬（七万円）を今すぐにもらえるほうがいい。つまり、待ち時間によって「それなら小さいほうでいいです」という判断になるポイントがあるはずだ。これを「選好の逆転」という。

この逆転ポイントを調べると、麻薬、たばこ、ギャンブルなどの依存症の人は、そうでない人よりも逆転ポイントが早くやってくる。**図4-4**で依存症者のグラフがストンと落ち込んでいるのがそのことを表している。**依存症になる人は、「小さい報酬でいいから、今すぐに欲しい」という気持ちが強いのである。**

「損を取り戻す」という心理

「損を取り戻すためにギャンブルをする」のが、ギャンブル依存症の特徴のひとつだった。ここにはとても不思議な心理がある。

ギャンブル依存症の人は、競馬でスッて、もはやポケットの中の小銭は帰りの電車賃ぎりぎりだ、というときに「もう一度大穴を当てて豪勢に飲んで帰ろう」と思うらしい。「もう一度負けるかもしれない」とどうして思わないのだろうか？　この心理は衝動性だけでは説明できない。

一九九四年、アイオワ大学の神経科学者アントワーヌ・ベシャラとアントニオ・ダマシオらは、知能に問題はないのに、ものごとを決めるときの意志決定がうまくできない人を見つけるために、「ギャンブル課題」という実験を考えた。これはとても簡単な実験で、今ではパソコン版が普及し、誰でも自由に使える。

パソコン版の画面は**図4―5**のようになっている。プレイヤーはまず元手を二〇万円貸してもらう。プレイヤーの課題は持ち金を増やすことである。目の前には四つのカードの山（デッキ）があって、そこから一枚ずつカードを引く。一枚取ってめくると、たとえば「一万二〇〇〇円もらえました。でも、三万円とられました」などと書いてある。「何も取られませんでした」と書いてあることもある。

図4-5　ギャンブル課題

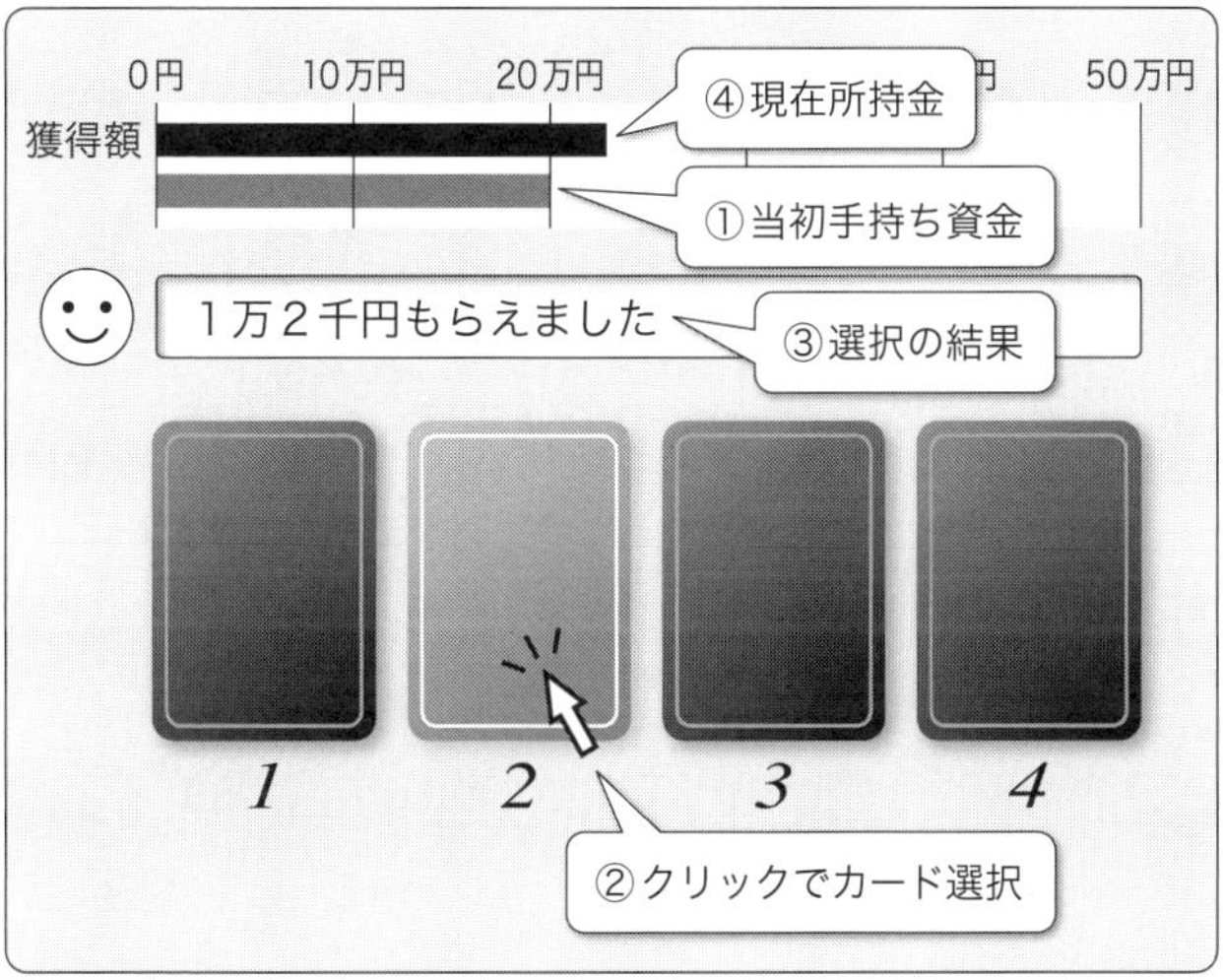

　このゲームには、じつは簡単に勝てる。四つのデッキのうち左側の二つは、儲けも大きいかわりに損も大きい。これらを「ハイリスク・ハイリターン」のデッキと呼ぶ。右側の二つは儲けも損も小さい。これらは「ローリスク・ローリターン」のデッキである。始めのうちはこの仕掛けがわかっていないから適当にデッキを選ぶが、しばらくするとそのからくりがわかる。そこで最適の戦略は、前半戦で「ハイリスク・ハイリターン」を多目にし、負けが込んできた頃合いをみはからって「ローリスク・ローリターン」に切り替えることだ。こうすると必ず勝てる。

　しかし、脳の前頭葉の一部に損傷があったり、薬物や行為の依存症だったりすると、この切り替えがうまくできず、いつまでも「ハイリスク・ハイリターン」の選択を続ける。

ところが私たちが実験してみると、健康な大学生の中にも、「ハイリスク・ハイリターン」にこだわる人がいた。驚いたことに、こういう人は自分のことを「慎重で熟慮的だ」と思っているのである。よく聞いてみると、「自分は大損をしてしまった。こんな損を取り戻すには、もう一度大きな勝負に出るほかはない」と考えるのだという。自分としてはあくまでも慎重に、論理的に考えているつもりである。

しかし、こういう人たちに無意識の衝動性を調べる「絵合わせテスト」をやってもらうと間違いが多く、行動の実行という点では衝動的なのであった。

行動の実行という点では衝動的、しかしその行動を自分としては慎重に熟慮した結果だと考えている。こんな具合に、一人の人間の中に二人の人格、これがギャンブル依存症を解く鍵なのではないかと私たちの研究グループでは考えている。

ギャンブル依存症と脳

化学物質ではないものへの依存症があるのかないのかが問題になったとき、脳の研究が進めば決着がつくのではないかという期待があった。

図4-6　ギャンブル依存症と関係の深い脳

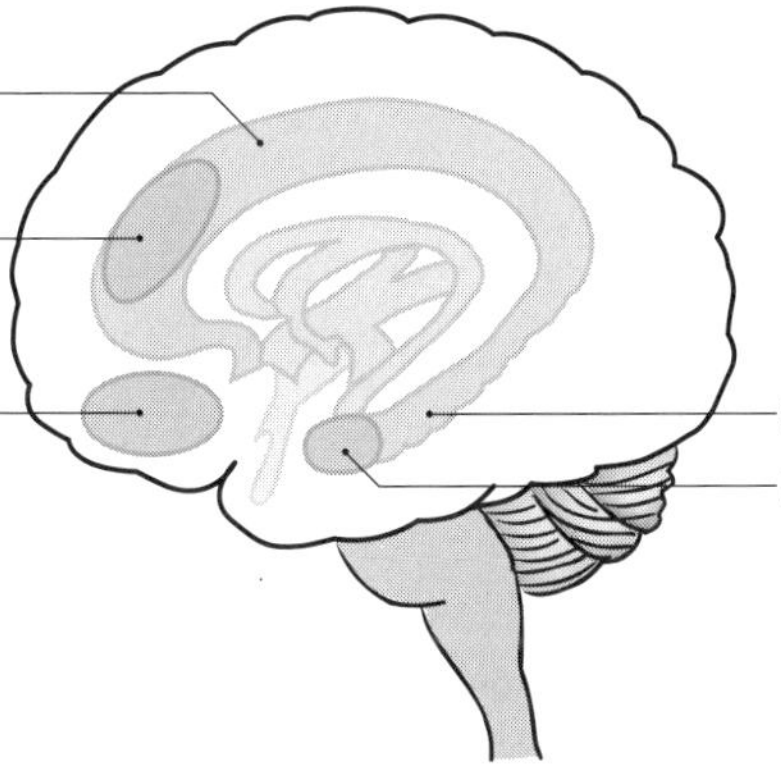

その頃、今から一〇年ほど前に、人間の脳の報酬系（１３７ページ）がお金に反応することがわかってきた。しかも、自分の期待よりも大きな金額が手に入ったときに大きな反応が出た。お金はやっぱり人間にとって大事なのだと思うと同時に、味も匂いもない抽象的な「価値」に報酬系が反応することに大きな衝撃を覚えた。いったい人間はどんな経験を積んで「期待は五〇〇〇円、実際には七〇〇〇円」というような「数字」を報酬だと思うようになったのだろう？

さらに、その後の研究で、人間の脳は利得よりも損失に大きな反応を示すということがわかってきた。これは「損を取り戻すためにのめり込む」というギャンブル依存症の心理を考えたときに、きわめて重要な発見だと思う。行動経済学の理論でも、同じ金額なら利得よりも損失のほうが心理的な衝撃が大きいことがわかっている。一万円もらってもじきに忘れるが、一万円失ったら一生覚えている。それが脳の画像解析で裏付けられたわけである。

DSM－IVでは「病的賭博」の診断基準が示されたので、患者の脳を調べる研究も増えた。初期の研究では薬物依存症との類似性に着目し、神経伝達物質を調べるものが多かったが、この頃は、薬物依存症と似たところを探す研究よりも、ギャンブル依存症独特の特徴を調べる研究が盛んである。

今のところ、**図4－6**（165ページ）に示したような脳の領域が病的なギャンブルと関係が深いと考えられている。感情や記憶と関係の深い場所が大事なようだが、図の濃いグレーの部分（前部《ぜんぶ》帯状回《たいじょうかい》、前頭眼窩野《ぜんとうがんかや》）は衝動性の制御に関わっていると見られる部位である。ギャンブル依存症には薬物依存症よりも衝動性の制御の問題が大きいように思う。ギャンブル依存症の脳科学的な研究は急速に進んでおり、やがては有効な治療法も見つかることだろう。

2－2　買い物依存症

マリー・アントワネット

後先を考えずにババッと買い物してしまう人たち、浪費にハマる人たち……ある本によれば、買い物しすぎる人たちが本当に求めているのは愛情なのだという。いかにも現代ふうの悩みだが、じつは「買い物依存症」が心の病気とされた歴史は古い。

一九一五年、現代精神医学の父、エミール・クレペリンが「オニオマニア（乱買癖）」という病名を精神医学の教科書に載せた。二〇世紀の初頭のことである。それを考えると、「買い物依存症」研究の歴史は、依存症そのものの研究史よりも古い。買い物依存症もまた、古くから人間、とくに富裕な人につきまとう問題だったようだ。歴史上、最も有名な買い物依存症の人はマリー・アントワネットだという（**図4-7**）。

図4-7　マリー・アントワネット

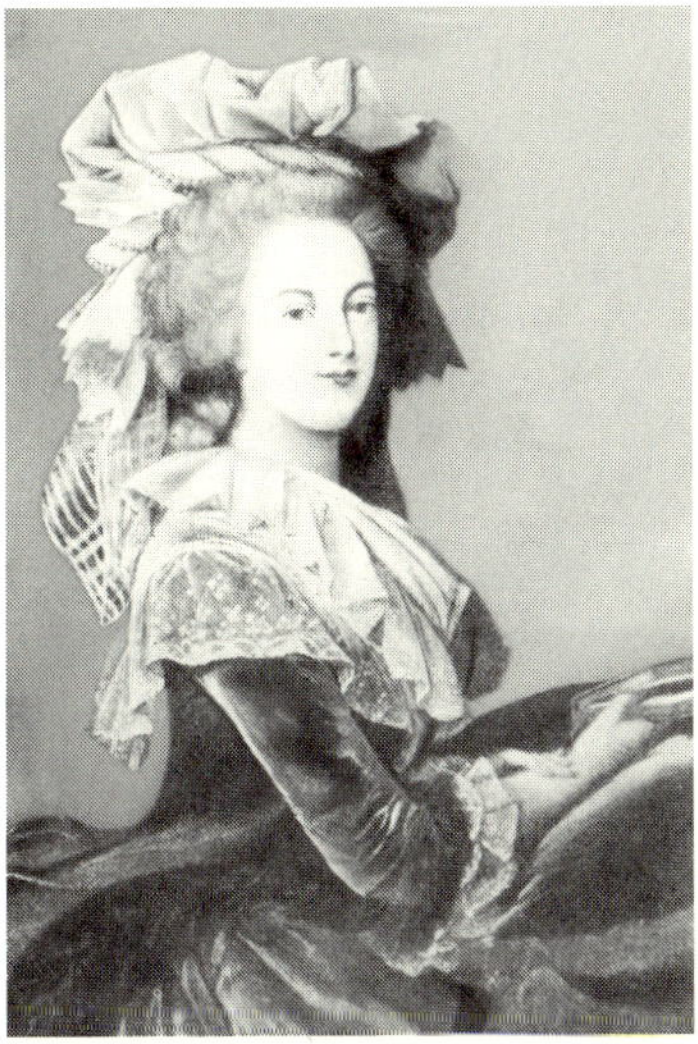

マリー・アントワネットは、オーストリア＝ハプスブルク王家の偉大な女帝、啓蒙君主にして独裁者たるマリア・テレジアの一六人の子のうちの一五番目、母マリア三八歳のときの子である。マリア・テレジアがこのように多くの子を産んだのは、ヨーロッパ各地にハプスブルクの血統を根付かせるためであったという。マリーは音楽が好きで勉強が嫌いな「普通の」女の子だったらしい。もっとも、一八世紀の貴族の「普通」

と私たちの「普通」は全然違うだろうが。

母帝マリア・テレジアは、プロイセンの圧力に対抗するため、フランスに接近する作戦を取った。その思惑によって、マリーは一四歳で、後にフランス国王ルイ一六世となる青年ルイ・オーギュスト（一六歳）と結婚させられる。このお輿入《こしい》れは壮麗で、ゲーテも見物に行き、感動を書き残している。だが、マリーは相手のルイの顔を見たこともなく、フランス語も話せなかった。

マリーを迎えたフランス王家の空気は冷たかった。当時の国王ルイ一五世には、デュ・バリー夫人という愛人がおり、彼女は自分のほうが皇太子妃のマリーよりも格が上だと言いたかったからである。しかし、生粋の貴族であるマリーは家格の低い夫人を軽蔑した。フランス王家に出入りする人々はデュ・バリー派とマリー派の二派に分かれた。

少年皇太子との結婚生活も幸福ではなかった。マリーは派手で社交的な生活を好んだ。ルイ・オーギュストは聡明な人だったが地味で、機械いじりや狩猟を好んだ。ルイ・オーギュストにはまた、身体の特徴から、手術を受けるまでは性生活を営むことができないという問題もあった。

こういう生活のせいで、マリーは奢侈《しゃし》におぼれ、夜ごとの仮面舞踏会にハマって乱費を繰り返したと言われる。ギャンブルにものめり込んでいた。母マリア・テレジアはこのことをたいそう心配し、何通もの説教の手紙を送っている。だが、マリーにとってはそれもまたわずらわしく、新たな頭痛の種になったようである。

また、王妃となってからも、スウェーデンの貴族ハンス・アクセル・フォン・フェルゼンと浮き名を流したり、あやしげな首飾りの詐欺事件で民衆の怒りを買ったりした。

マリー・アントワネット自身は、夫のルイ一六世と同じく、じつは暗愚《あんぐ》でもなく、怠惰でもなかった。後には王妃としての自覚を得て、堂々たる風格の王妃になった。しかし、一人の人間としては、決して幸福とはいえなかったように思う。その心の隙間に乱費が忍び込んだ。彼女にはたまたま、莫大な散財をする財力と権力があり、それを消費することは悪でも何でもなかったのであろう。

「散財したい」という病

今のように依存症が大きな問題になっていないときには、買い物依存症はおもに精神分析の専門家によって研究されてきた。

精神分析では、心の病気の原因を幼児期の体験に求める。幼児期に心の傷（トラウマ）を受けると、精神的な発達に「積み残し」が生まれる。心理的な何かが未解決のまま大人になってしまうと考えるわけである。大人になってつらい目に遭ったときに、その未解決の心理が表に出てくる。どの段階でトラウマを受けたかによって、大人になってから出てくる症状が違うという。

買い物依存症の場合は、何かを「ため込む」という問題があると考えられた。それは幼児期、トイレのしつけを受けたころに何かトラウマがあったからではないかというのが精神分析の考え方である。この考えは正しいのかもしれないし、そうでないかもしれない。というのも、本人は幼児のときのことは忘れているので、正しいかどうか確かめようがないからである。

ただ、今では買い物依存症の本質は「ため込む」ことではないかもしれないと思われている。というのも、依存的・強迫的な買い物は、何か欲しいものがあって買うわけではないからだ。「買う」ことそのもの、つまり「散財する」ことに目的がある。

買うものは、服、靴、宝石、CDやDVDなど、どちらかというとこまごましたものが多く、何を買うかを決めずに店に入り、「この棚の端から端まで全部ちょうだい」というような徹底的な買い方をする。買ってきたものを身に着けるかというと、それはしないのである。箱を開けることさえしない場合もあるという。

私たちは、日常生活に必要なものを必要な対価を払ってつつましく買っているように思っているが、フランスの思想家ジョルジュ・バタイユは、消費生活の本質はそのような地味な交換ではないと考えた。同じ値打ちを持つものどうしの対等な交換が行われているだけならば、世の中にどうしてこれほど多くの贅沢品や装飾品があるのか説明がつかない。

私たちは、必要でないものまで生産する。それを買ってくれる人がいるからである。それを買う人は、必要があって買うわけではない。自分の財産をパッと使うことに快感がある。それは、富のある人、豊かな人、権力のある人の快感だ。

だが、あらためて考えると「権力」とは何だろうか？　北米大陸の先住民の間で行われる「ポトラッチ」という進物合戦を研究したバタイユは、「権力」とは「喪失する力」であると主張した。会社の飲み会があると上役はたくさんの会費を払う。上役には権力があるからだ。権力を行使するために、世の中にはたくさんの余剰財ができる。バタイユは経済活動の基本に「蕩尽《とうじん》の心理」があると考えた。

この考えには賛否両論あるだろうが、**買い物の本質が「ため込む」ことではなく「使う」ことだ**という可能性はありそうに思える。「パッと使う」ことに何らかの快感があるのも実感できることである。

ただし、バタイユが考えたのとは違って、今日、消費生活の裏側には日常生活の抑うつと苦痛がある。自分が窮屈なストレスに押しつぶされそうになっているという感覚、自分のイライラが浪費でしか発散できない苦しみが、前後を考えない散財に人を駆り立てる。「買い物依存症」の人はうつ病、不安、物質乱用、摂食障害などの問題を抱えていることが多い。買い物依存症の心理にはまだわからないことも多く、神経科学的な研究も少ない。だが、ほかの心の病気との共存がひとつのヒントになって、これからその解決策も見出されてくることと思う。

第3節 情報環境への依存症

「ネット依存症」の始まり

国際電気通信連合の統計によれば、一九九七年の時点で人口一〇〇人当たりのインターネット使用者数は、先進国で一一人、発展途上国ではゼロ、世界全体で二人であった。それが一〇年後の二〇〇七年には先進国で六二人、発展途上国で一七人、世界全体で二二人になった。また、携帯電話の使用率は発展途上国で爆発的に増加しており、二〇〇七年の時点で先進国一〇〇人中九二人、途上国四五人、世界全体で二九人である。

一九九五年、世の中にようやく「インターネット」という言葉が普及した頃（ちなみに、この年の新語・流行語大賞トップテンに「インターネット」が選ばれた）、ニューヨークの精神科医、イヴァン・ゴールドバーグがＷｅｂ上に「インターネット依存症の診断基準」なるものを発表した。これが「インターネット依存症」という言葉の誕生である。

ところが、ゴールドバーグがこの「診断基準」を発表したのはちょっとしたいたずら、冗談だった。ゴールドバーグはうつ病や躁うつ病の専門家らしいが、大学病院のようなアカデミズムの中にいる人ではなく、インターネットでさかんに情報の提供や啓蒙を行っている。「インターネット依存症の診断基準」を発表したのは、ＤＳＭがあまりに硬直して表面的なのをからかうためだったという（二〇一三年八月現在、これはまだ http://www.psycom.net/iadcriteria.html で読むことができる）。

しかし、ゴールドバーグ自身も驚いたことに、これを冗談と思わない人がいた。「実際にこういう症候群で困っている」というメールがゴールドバーグのところにたくさん届いたのである。

図4-8　キンバリー・ヤング

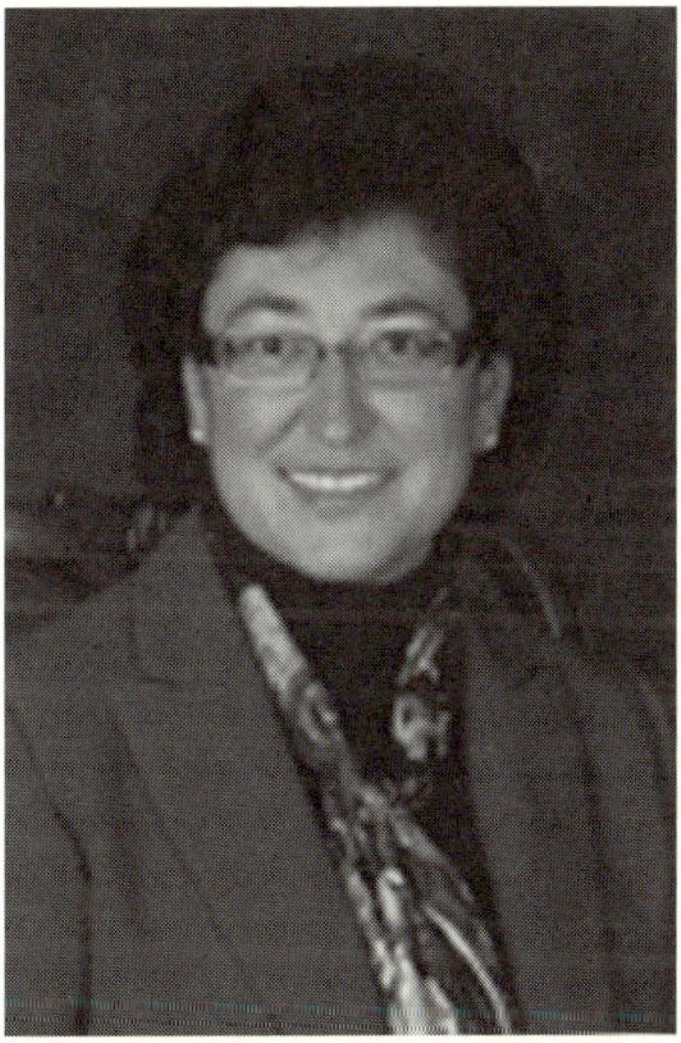

netaddiction.com

また、ピッツバーグ大学の心理カウンセラーだったキンバリー・ヤング博士（図４-８）は、「インターネットに依存するという問題は学生のメンタルヘルスにかなり大きな影響を与えている」と確信し、一九九六年のアメリカ心理学会で「新しい臨床的疾患の出現」と題して「インターネット依存症」を発表した。

ヤングは「インターネット依存症」かどうかを自分で判定できる「インターネット・アディクション・テスト」（IAT）を作り、「インターネット・アディクション・センター」を立ち上げた。IATの日本語版は**表4-1**のようなものである。

この動きに敏感に反応したのが韓国、中国、台湾といった国々の精神科医や心理学者だった。こうした国では情報通信環境の整備が急速に進んだ。たとえば韓国は、金大中大統領の時代に「サイバーコリア21」計画というものが制定され、国をあげたプロジェクトとしてインターネット環境の整備やコンピュータ関連産業の育成が行われた。その結果、韓国のインターネット利用者数は一九九八年末には三〇〇万人だったのが、わずか二年後の二〇〇〇年末には、じつに一九〇四万人に急増したという。

利用者数の急増に伴って問題も目立ってきた。二〇〇二年一〇月、韓国で青年が三日間以上もネットカフェでゲームをやり続けて亡くなるという事件が起こった。二〇〇七年までに、韓国のネットカフェでは心臓発作による死亡例が一〇件報告されており、六歳から一九歳までの青少年の約二パーセント（二一万人）が何らかの治療を必要とする状態だという。日本でも、問題が深刻にならないうちに手を打つべきだという考えがおこってきている。

表4-1　インターネット・アディクション・テスト

以下の質問に、まったくない（１点）、まれにある（２点）、ときどきある（３点）、よくある（４点）、いつもある（５点）で答えます

①気がつくと思っていたより、長い時間インターネットをしていることがありますか
②インターネットをする時間を増やすために、家庭での仕事や役割をおろそかにすることがありますか
③配偶者や友人と過ごすよりも、インターネットを選ぶことがありますか
④インターネットで新しい仲間を作ることがありますか
⑤インターネットをしている時間が長いと周りの人から文句を言われたことがありますか
⑥インターネットをしている時間が長くて、学校の成績や学業に支障をきたすことがありますか
⑦他にやらなければならないことがあっても、まず先に電子メールをチェックすることがありますか
⑧インターネットのために、仕事の能率や成果が下がったことがありますか
⑨人にインターネットで何をしているのか聞かれたとき防御的になったり、隠そうとしたことがどれくらいありますか
⑩日々の生活の心配事から心をそらすためにインターネットで心を静めることがありますか
⑪次にインターネットをするときのことを考えている自分に気がつくことがありますか
⑫インターネットの無い生活は、退屈でむなしく、つまらないものだろうと恐ろしく思うことがありますか
⑬インターネットをしている最中に誰かに邪魔をされると、いらいらしたり、怒ったり、大声を出したりすることがありますか
⑭睡眠時間をけずって、深夜までインターネットをすることがありますか
⑮インターネットをしていないときでもインターネットのことばかり考えていたり、インターネットをしているところを空想したりすることがありますか
⑯インターネットをしているとき「あと数分だけ」と言っている自分に気がつくことがありますか
⑰インターネットをする時間を減らそうとしても、できないことがありますか
⑱インターネットをしていた時間の長さを隠そうとすることがありますか
⑲誰かと外出するより、インターネットを選ぶことがありますか
⑳インターネットをしていないと憂うつになったり、いらいらしたりしても、再開すると嫌な気持ちが消えてしまうことがありますか

70点以上だと「インターネット依存症」の可能性があります

独立行政法人国立病院機構 久里浜医療センターのＨＰより作成

ネット依存症の実態

ヤングの「インターネット・アディクション・テスト」には、「思っていたより長い時間ネットをやっている」「そのために家庭の仕事や役割がおろそかになる」「インターネットのために仕事の能率が落ちる」「インターネットをする時間を減らそうとしてもできない」など、薬物依存症やギャンブル依存症と似た項目が並んでいる。ただし、「インターネットで新しい仲間を作る」「インターネットで何をやっているかを隠す」「誰かと外出するよりインターネットを選ぶ」といった項目は独特である。

ところで、これはけっこう私自身にも当てはまる。今は学会に参加するのも論文を投稿するのもインターネット。インターネットがなければ文献も調べられない。とはいえ、仕事でインターネットを使うぶんには、背景に心の問題は隠れていないと思うのだが、それでも私は「ネット依存症」なのだろうか？

ヤングと連絡をとりながら、独自の「ネット依存診断基準」を作った専修大学の長田洋和博士によると、この診断基準では、仕事や勉強でインターネットを使う「正常な」使い方と、何かの心の傷をインターネットの世界にぶつける「病的な」使い方をあえて区別していない。「そこがミソ」と長田博士は言う。ポイントを加算していって、ある値を超えたときに「問題」と判定する。あえて「インターネットに向かう心」という側面を考えていない（ただし、正常な使い方なら「問題」と判定されることはまずないようだ）。

長田博士は、アルコールやパチンコ、ネットなどのように、日常生活の延長に「依存症」が起こるものでは、最初から「病的なアプローチ」と「健常なアプローチ」を分けるべきではないという。その区別はどうしても恣意的になり、時代の背景によって境界線も変わるからだ。こういう考えも尺度の作り方としては一理ある。

現在のところ、ヤングの作ったチェックリストや、その日本語版が事実上の標準的な診断基準になっているので、この情勢が続くかぎりは、インターネットに対しては「病的なアプローチ」と「健常なアプローチ」を最初から切り分けず、得点加算方式で、ある水準を超えたときに「要注意」ということになるだろう。

ところで「ネット依存症」の実態は、なかなかわからない。アメリカでヤングの基準を参考にして行われた調査では、一八歳以上の人口の〇・七パーセントがネット依存症の危険水域に入っていた。この数字は、ネット依存症が問題になっているという感覚からすると意外に小さい。これまでにネット依存症の論文はたくさん出ているが、臨床的な重症例の報告が多く、このような人数の実態調査は少ない。重症例が報告されるので、全体の問題が深刻だと思われていたきらいがある。

日本では二〇〇二年に文部科学省が「財団法人コンピュータ教育開発センター（CEC）」に委託して、「情報化が子どもに与える影響」という調査を行った。対象は小学生から高校生までの児童や生徒およそ三〇〇〇人と、その親や学校の先生である。これは世界的にも立派な規模の調査研究だ。

この調査にあたって、財団ではまず「ネット依存症」をきちんと定義しようとしたが、結局それはできなかった。この調査では、ヤングの基準に似た質問で子どもたちの「ネット依存傾向」を調べているが、何点以上が「ネット依存（傾向）だ」という切り方はしていない。依存傾向の高い子ども、中くらいの子ども、低い子どもの比率がそれぞれ全体の一割、二割、七割になるように得点を決め、それぞれのグループがどんな特徴を持っているかを調べた。すると、以下のようなことがわかった。

私たちは「ネットがきっかけで起こった犯罪」を新聞やテレビでよく見聞きする。しかし、日本の子どもたちに関するかぎり、ネット依存傾向と犯罪につながる反社会的行動傾向との間に関係はなかった。したがって「ネットが犯罪の温床になっている」という心配はしなくてよい。

次に、ネットばかりやっていたら不登校になるのではないかという心配があるかもしれないが、ネット依存傾向と不登校との間にも関係はなかった。ただし、第2章で述べたように、**家庭の中に「居場所」がなく、親子の関係があまり良くないと、ネット依存傾向が強まる。**しかし、そういう場合でも学校できちんと「情報モラル」の教育が行われていれば、ネット依存傾向は弱まる。

つまりこの調査の結論は、子どもたちの「ネット依存症」を騒ぎすぎるのは良くないということだった。問題はネットやゲームのような情報機器ではなく、あくまでもその子のリアルな世界の人間関係にある。親子、友だち、学校の先生などとの関係がうまく保たれていれば、いくらヘビーなネットユーザーでも問題ない。

しかし、これは一〇年前の調査だ。今でもその情勢は変わっていないのだろうか？

変わりゆくネット依存症の姿

情報通信技術の進歩は速い。インターネットといえばまずパソコンという時代は過去のものになった。ケータイ、スマホ、タブレット端末といったモバイル機器が身近なものになってくると、「インターネット」がどこの世界に存在しているのか、もうわからない。インターネットは空気や水と同じように私たちの生活に入り込んでいる。

こうなってくると、ヤングの時代の考え方がそのまま通用するとは限らない。

実際、この頃アメリカで問題になっているのは、ネットを使ったバーチャルセックスやバーチャルバイオレンスである。バーチャルセックスとは次項で考える「セックス依存症」の人がネットを使い、過剰な性行為にのめり込むということだ。バーチャルバイオレンスとは何か？　これはネット上で暴力的なゲームをプレイした人、とくに若者が、現実の世界でも乱暴になってしまうことである。本当にそういうことがあるのかどうかまだわからない。いろいろデータを集めようとしている段階である。

これまでにも「ネット依存症」の何が問題なのかについては、いろいろな意見があった。

たとえば、若い人がケータイにのめり込むと、リアルな世界でのコミュニケーションがヘタになるのではないかと考えられたことがあった。また、インターネットの中に作られる社会にのめり込むと、何か書き込みをしたらすぐに返信しなければ仲間はずれにされ、その返信の輪が延々と続く。そうやってインターネットの社会関係に疲れてしまうという指摘もあった。時代によって問題がぐるぐる変わる。

また、一口に「インターネットを使う」と言っても、机の前に腰をすえてパソコンを使うのと、ソファに寝そべったままでケータイを使うのとでは気持ちの持ちようが違うのではないか？　デバイス（機器）ごとに人の「ハマり方」と、その心理に違いがあるのではないだろうか？　数年前までは、こういう意見を言う人もあった。しかし、この頃のように高性能のスマホやタブレット端末が出てくると、機器の違いが必ずしも心理の違いに結びついているとは言えなくなった。

こうして、実態がわからないままに「ネット依存症」という言葉が独り歩きし始めた。

ネット依存症の治療へ向けて

実態が把握できないままに、「ネット依存症」という言葉の存在感だけが増していくのは良くない。そこで二〇一一年七月、国立病院機構・久里浜医療センターの中に「ネット依存治療部門」が作られた。久里浜医療センターは、アルコール依存症の治療で有名な医療機関である。この中に「ネット依存」部門が発足した理由は、ネット依存症の実態を専門家の手できちんと把握し、学術報告として発信しようということでもあった。発足してからまだ日が浅いが、中高生とその家族を中心に、かなり相談があるという。

その活動の中で、日本の若者のネット使用の問題はおもにゲーム（ネトゲ：オンラインゲーム）だということがわかってきた。一〇年前の文科省の調査では、この問題はあぶり出されていなかった。この一〇年の間にネトゲを中心とする大きな変化が起こったようだ。

ゲームには終わりがない。何か一つクリヤーしたと思ったらすぐに次の挑戦課題が出てくる。また、オンラインゲームは人とつながる。協力や対戦の中で、自分のバーチャルな人格を作り、本当はどこのどんな人かわからない人たちと親しいつきあいができる。それに、ゲームはギャンブルと同じような「変動歩合制強化スケジュール」で動いている。

「ネトゲ依存症」は若い人だけの問題ではないようだ。二〇一一年にＮＨＫが「あさイチ」という番組で「ネット依存症」を取り上げた。そのとき、ケータイゲームに夢中になるあまり、小さな子から目を離してけがをさせてしまったという女性（三〇代）や、夕食の支度中にネトゲに夢中になって鍋を火にかけていることを忘れ、火事寸前になったという女性（四〇代）の声が寄せられた。ネトゲのせいで嫉妬されて掲示板に悪口を書き込まれたあげくに「うつ状態」になってしまったという体験談や、ネトゲ上のキャラクターアイテムに金をつぎ込み、一〇万円以上も失ってしまったという訴えもあった。

こういった問題には緊急の対策が必要である。薬物依存症の治療経験が役に立つこともあるだろう。精神科や心理の専門家が今すぐに対応しなければならない。

さらに、「ネット依存症」の本当の問題はこれからやってくる。これまでは「ネットもいいけど、リアルな世界も大事にしましょう」という対処ができた。しかし、「ネット（バーチャル）」と「リアル」の区別がつかない世界が目前に迫っている。

朝、目が覚める、身支度をする、トーストを一枚口にし、ゴミを出す、近所の人に挨拶する、電車で職場に行く、コーヒーを飲む、ミーティングに出る、営業に行く……こうしたことすべてが「バーチャルな世界」で起こっていて、リアルな世界のあなたはまだ寝床に横たわったまま、という時代が遠くない将来にやって来る。

頭にテレヘッドのようなものをつけて脳を刺激すれば、人工的に五感を起こすのはそれほど難しくない。脳の信号を読み取って何かを動かすこともできる。今のところまだ自由自在とまでは行かないが、原理はわかっていて、要素技術のレベルでは実現できていることもいくつかある。

今でも「セカンドライフ」といって、バーチャルな世界でビジネスやレジャーをする一種のゲームがある。今のセカンドライフはまだいかにも贋物《にせもの》じみていて、ゲームであることを当事者もわかっているが、ここに限りない「本物感」を持たせることは、数年以内にできるようになるだろう。そうなったらバーチャルな世界のほうがリアリティを持つ。その世界にはどんな生き方が待っているのか？　目覚めない夢が続くような日常では、「リアルな世界も大事にしましょう」という訴えには力がないのではないか？

この節を「ネット依存症」ではなく「情報環境依存症」とした理由はここにある。情報通信技術の急速な進歩を経験しつつある私たちは、その技術の未来を見て、「リアルが大事」という訴えがどこまで通用するかを疑ってかからなければならない。

第4節

人間関係依存症

「人間関係に依存する」ということ

他人と適度な距離を保つのは難しい。

一九三一年のアメリカ映画、『フランケンシュタイン』のモンスターは、本当は無邪気な心の持ち主だった。自分の怪異な姿を見てもおびえない素直な女の子と友だちになった。その女の子はきれいな花びらを池に投げて遊んでいた。「いとおしいものは池に投げればいいのだ」……そう思ったモンスターは女の子を抱え上げて池に投げた。女の子は死んでしまい、モンスターは村人から追われる身となった。

モンスターは「こんなつもりではなかった」と思っただろうが、他人がそのように理解してくれるとは限らない。人と人との間には、当人たちにもわからない大きなギャップがある。

「適度な距離」とはどういうことか？　他人は自分とは違う。それを認めて、対人関係の中で「私」と「あなた」の役割分担を作っていく。それが適度な距離の取り方である。ところが、他人が自分と違うことはなかなか認めにくい。

たとえば、まだ仕事が残っているのにさっさと帰ってしまう人がいる。その人にしてみれば、残っている仕事は明日やればいいことだから、プライベートな時間を大事にし、早く一人になりたいのだが、まわりの空気を読むと、そのことを正直には言えず、黙って帰ってしまう。一方、「もう少し仕事してから帰れよ」と思っている同僚も、率直にそれを言うと「無理な押し付け」と反発されるかもしれないと考え、黙っている。お互いに、言いたいことを率直に言わないので、すれ違いはどんどん大きくなる。

「すれ違い」が大きくなってくると人間関係は壊れてしまうが、多少壊れた人間関係でも、決定的な決裂を避けて何とか続けていくことができれば、いずれは修復し、「適度な距離」をとれるようになる機会もあるだろう。しかし、これにはお互いのエネルギー、そして技術（スキル）が必要である。「人間関係のスキル」が身についていなければ、他人と適度な距離を保つことは難しい。この難しさが人間関係への依存症につながっていく。

「人間関係に依存する」という問題は、まずは薬物依存症の中で知られるようになった。

アルコール依存症に家族の問題が関わっていて、「イネーブラー」という役割を果たす人がいることはすでに述べた。覚せい剤やＭＤＭＡ（エクスタシー）は、多くの場合セックスと一緒に使われる。男女のカップルが覚せい剤の使用でつかまったケースでは、女性が本当に依存していたのは覚せい剤の薬理効果ではなく、男との関係だということがある。「女性の依存者で、自分で金を出してシャブを買う人は少ないんだよ」とベテランの精神科医が言っていた。ときには男から強要される場合もある。

今ではこれをもう一歩進め、人と人が特別な行為で結ばれているとき、その行為自体に依存症的な問題があるという考えが起こってきた。誰かとの関係を適度に保つことができないから、親しくなろうとすれば特別な行為が表に出てきてしまうのである。まわりから見れば、その行為があのモンスターのように「凶行」に見える。

今のところ、その行為の代表として、性行為と暴力行為がある。

4-1 セックス依存症

「痴漢」常習のIさん

I氏は三〇代、会社員だったが勤め先を解雇された。結婚して一児があるが、離婚の協議が進んでいる。このままだとI氏は仕事も家庭も失う。そのきっかけは電車の中での痴漢行為だった。

I氏が最初に痴漢行為に手を出したのは予備校生のときだった。将来へのもやもやした不安や、友だちがいない不満があった。若いからそれなりに性の欲求もあった。彼は満員電車の中で、たまたま隣に乗ってきた女子高生に手を伸ばしてしまった。そのときのスリルが忘れられず、大学に入ってからもう一度やった。このときは駅員に突き出され、警察に通報された。だが、取り調べには素直に応じて反省の態度を示し、初犯でもあったので（じつはそうではなかったが、つかまったのは最初だった）、不起訴になった。

しばらくはそれに懲りてまじめに学生生活を続け、就職もした。就職してしばらくしたころ、またやった。ストレスが大きかったからだと自分では考えている。このときはたまたま露見しなかった。その後も、あからさまな痴漢行為に及ぶことはなくても、電車の中で体を密着させてみるとか、盗撮に似たことを試みたりしていた。そうするとだんだんエスカレートして、「発覚することはないだろう」という気にもなってくる。自分でも「病気」のようだと思っていたが、そう思うと少し気が楽になることさえあった。

そして先日ふたたび女子高生のスカートの中に手を入れたところ、取り押さえられた。再犯であることが露見し、被害者の感情も厳しかった。軽犯罪法違反ならびに東京都迷惑行為防止条例違反で拘留され、これまでの行為がすべて露見した。

なぜ「セックス依存症」になるのか？

「セックス依存症」というと、海外では、次々とパートナーを取り換え、性行為を強迫的に続ける「病気」という認識がある。

そういったことは日本では珍しいように見える。しかし、常習的な痴漢、盗撮、ネットを通じての猥褻《わいせつ》画像の収集、下半身の露出などは、かなりの頻度で起こっている。また、それなりの地位もあり、立派なことを言っていた人がなぜ、と思うような事件がときどき報道される。当人たちにも、当然、やってはいけないことだという認識はある。発覚すると何を失うかもよくわかっている。それなのにやめられない。あのような行為も「セックス依存症」の一種なのである。

マスコミはこういう症例をセンセーショナルに取り上げ、それを受けてネットなどでは非難と処罰感情の渦が巻き起こる。しかし、アメリカの症例報告によると、このような性行為を繰り返してしまう本人に満足感はなく、ただ疲れて、消耗した感じが残るだけだという。セックス依存症の自分に対する自己嫌悪もあるし、強い恥の感覚も抱いている。それでも性行為をやめることができないから、依存症に似た病気だというのである。

アメリカのマウント・サイナイ病院のミック博士らは、「セックス依存症」の特徴として、(1)次々にパートナーを取り換える、(2)つきあえる望みのないパートナーに執着する(ストーカー的な問題)、(3)強迫的に自慰をする、(4)ポルノグラフィなどを強迫的に見る、(5)性的な目的のために強迫的にインターネットを使う、(6)多くの人との性愛関係を持つ、(7)人間関係の中でもっぱら性のことだけに集中する、の七つをあげている。

問題は行為の内容や回数ではなく、「やめられない性行為」の背景にある心理である。しかし、私の見るところ、心理学的な研究は非常に少なく、その心理がどんなものかはよくわかっていない。いくつかの文献を総合して考えると、セックス依存症と近い位置にあるのは、うつ状態、気分不安定（とくに若いとき）、薬物依存症（とくにアルコール問題）、不安障害、社会不安（たくさんの人の前に出たときに強い不安やパニックを感じる）などだと思われる。

おそらくセックス依存症の背景には、第2章で考えたような心の居場所のなさや、自己評価の低さ、自己破壊の衝動などがあるのだろう。そのために、パートナーをうまく見つけることができなかったり（パートナーは異性とは限らない）、せっかくパートナーが見つかっても適度な距離を保つことができなかったりする。そうすると「自分がどこにいるのか」不安になる。**性行為はその不安を埋めてくれるものなのではないだろうか。**日常生活の中で澱のようにたまってしまった不満を爆発させる行為として、性はきわめて「手っ取り早い」位置にあるものなのだと思う。

4-2 DV依存症

DVは「隠れた問題」

「身近なパートナーへの暴力」がやめるにやめられず、依存症的になる場合がある。男性から女性への暴力が多いが、女性から男性へという例や、同性間の例もある。

暴力といっても身体的な暴力だけではない。殴ったり蹴ったりモノをぶつけたりするような身体的暴力も問題だが、そのほかに「性的な暴力」「心理的な暴力」、つまり相手を傷つけるような言葉を投げ掛けたり、故意に無視したり、じわじわと嫌がらせのようなことをしたりする行為、ならびにそういうことを「やるぞ」といっておどかし、圧力や脅威を与えることも含まれる。日本では「痴話喧嘩」の延長のように思われて、いっこうに対策が進まないストーカー行為も「DV依存症」の一種である。

パートナー間の暴力は、アルコール依存症に伴う問題として古くから知られていた。だが、被害者のほうも犯罪であるとは思っていなかったために認識が遅れた。日本では「他人がとやかく言うことではない」「女性が男性の言うことをきくのは当然」「夫がときに妻に手を上げることがあるのは当たり前」という感覚があり、なおさら対応が遅れた。

「ストーカー規制法」の制定が二〇〇〇年、「DV防止法」の制定が二〇〇一年、いずれも最近のことである。この問題は、文字通り「隠れた問題」だったのである。

図4-9　DVを受けた人の割合（男女総合）

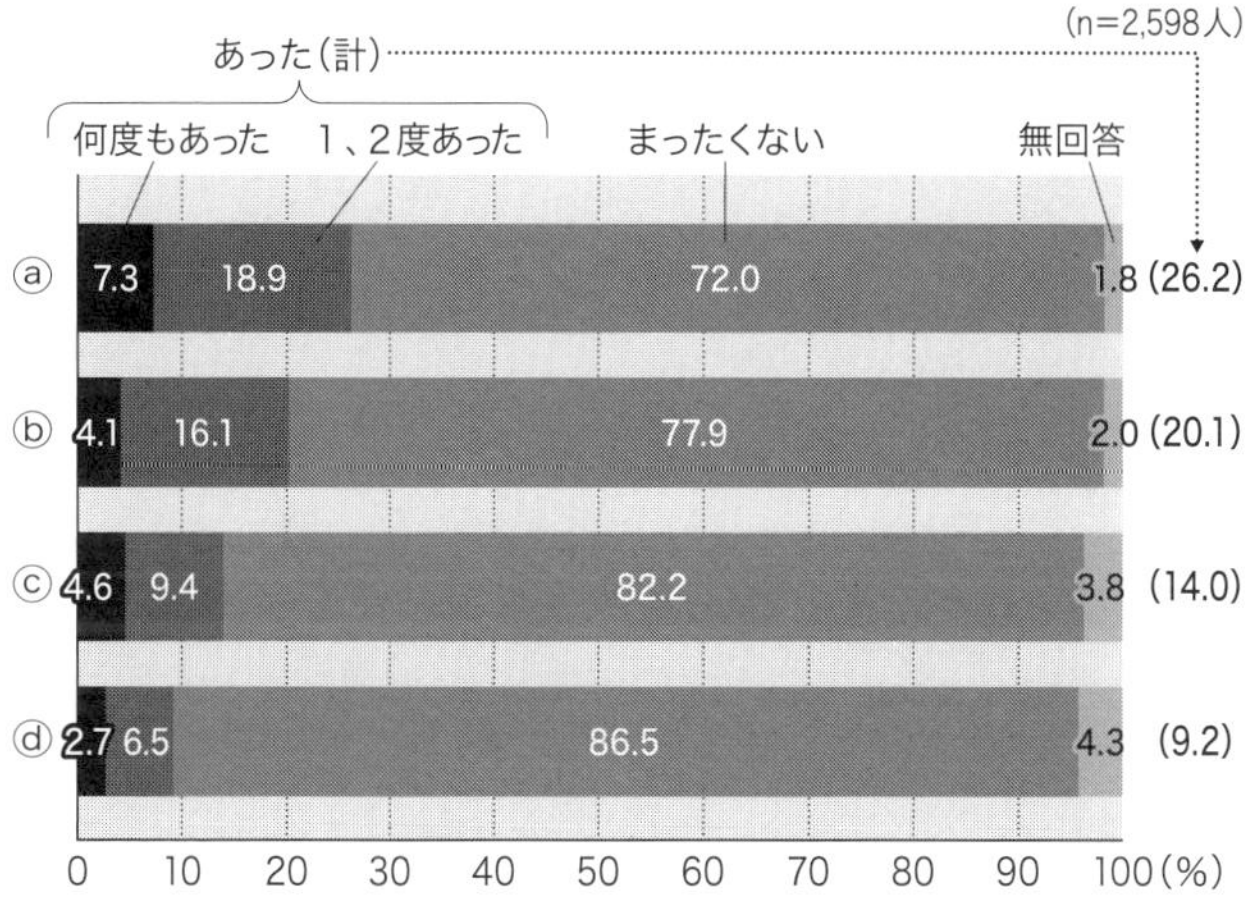

ⓐ配偶者からの被害経験の有無

ⓑなぐったり、けったり、物を投げつけたり、突き飛ばしたりするなどの身体に対する暴行を受けた

ⓒ人格を否定するような暴言や交友関係を細かく監視するなどの精神的な嫌がらせを受けた、あるいは、自分もしくは自分の家族に危害が加えられるのではないかと恐怖を感じるような脅迫を受けた

ⓓいやがっているのに性的な行為を強要された

（内閣府調べ）

アメリカでは一九七五年に「疾病予防管理センター（CDC）」が全米規模の実態調査を行った。これが「パートナー間の暴力」について統計資料が作られた最初である。そのときには「一年以内にパートナーから身体的な暴力を受けたことのある人」が全米の成人で一六パーセントにのぼった。これに驚いて研究と対策が進んだのである。ただ、このときには質問の意味が誤解されたのではないかという疑問がある。

アメリカの最近の調査では、「一年以内」に限って調べると、暴力被害率は女性で一・三パーセント、男性で〇・九パーセントである。しかし、「これまでに一度でも」となると、その比率ははねあがり、女性で二二パーセント、男性で七パーセントにもなる。おそらく最初のCDCの調査のときには「一年以内」が「これまでに一度でも」と思われたのだろう。

日本では内閣府の男女共同参画局が定期的に調査を行っている。最新の調査結果は二〇一二年四月にまとめられたもので、二〇歳以上の男女およそ二六〇〇人から回答を得ている（191ページ**図4-9**）。パートナーから身体的な暴力や心理的な暴力を受けたり、望まない性行為を強要されたりした人の割合は約二五パーセント。なんと四人に一人にそのような経験があった。

暴力に依存する心理

日本の政府は実態の把握と対策に取り組んではいるが、暴力の心理的な背景には踏み込んでいない。この背景を考えるのはなかなか難しいが、攻撃行動の研究で知られる社会心理学者のバーコヴィッツは、人が暴力行為に至るまでのプロセスを次のように考えている。

まず、人が育った環境と暴力的な行為に対する社会の態度（「男は女をなぐって当然」というような）から「水面下の暴力傾向」とでも呼ぶべき性格が作られる。そこにいろいろなストレスが加わり、水面下の暴力傾向はふつふつと加熱され始める。そのところに何かのきっかけがあると、実際の暴力行為として爆発する。

水面下の暴力傾向を作る成育環境として最も大きいのは、悲しい話だが、「幼いときから家族の暴力を見て育った経験」である。これは、自分自身が虐待を受けて育った経験や、父親と母親の間に暴力沙汰が繰り返されるのを見て育った経験のことである。こういった経験がどのように暴力傾向につながるのか、まだくわしいことはわからない。

バンデューラの実験で示されたように（65ページ図2－3）、自分の行動のお手本となるべきまわりの大人がしょっちゅう暴力を振るっているのを見ると、自分もその行動をまねるようになるのかもしれない。しっかり愛された経験がないから、パートナーが自分のことを大事にしてくれるのかどうか、あえて悪いことをしてパートナーを試しているのではないかという説もある。

また、暴力行為が爆発する状況要因（きっかけ）として最も大きいのはアルコールである。問題飲酒はそもそも、不幸な生い立ちやストレスが原因になって起こることが多い。酒が入って脳の抑制が失われると、生の感情が表に出やすい。アルコールと暴力の関係を示す研究は国際的にもたくさんあり、若い時から飲み始めた人ほど暴力傾向が出やすいことがわかっている。

パートナー間の暴力は何と言っても悲しい行為で、まずこれを「やめさせる」という対処が必要だ。しかし、この問題を深く考えるためには、生物学的な視点も必要である。

人と人とのきずなを作るために、とくに重要な化学物質がある。それはバソプレッシンやオキシトシンといったホルモンで、本来は母性の発揮に必要なホルモンだが、男性にもある。これらはホルモンとして体内で作用するほかに、脳にも直接働いているらしい。こういった化学物質とドパミンの間には相互関係があり、動物は「きずな」を壊すような脅威に対して攻撃的になる。パートナーの何らかの行為が「自分たちのきずなを壊すかもしれない」と思ったとき、パートナーのその行為に対して「許せない」という気持ちが起こる。

私は決して「やられるほうも悪い」と言っているわけではない。「あなた」の行為に相手がカチンと来るとき、それは相手が幻想の中で作り上げていた「あなた」とのきずなを、あなたの言葉か態度か何かが傷つけたときなのかもしれない、ということだ。

爆発した暴力行為が「やめられなくなる」理由は、暴力を振るうことでしか自分の気持ちを表す手段を持っていないからである。もっと端的に言えば、他者を攻撃することは「報酬」の一種であり、薬物依存症のところで説明したのと同じ、報酬系という神経系（137ページ）が働いている。こういう基礎研究がすぐに人間の「DV依存症」の理解に結びつくわけではないが、依存症との近さを示す研究は増えている。

この章の冒頭で述べたように、薬物以外の対象への「依存症」は、まだ依存症と呼んでいいかどうかわからない。その対象になる行為にどんなものがあるのかもはっきりしない。行動の特徴だけを考えていたら、その範囲が際限なく広がってしまうおそれがある。どこかで線を引かなくてはならないが、それはどういう線なのか？

専門の学会でもここ数年、毎年のように「薬物以外の依存症」を問題にして検討を続けている。いろいろな「依存症」の実態や、その背景にある心理、さらには脳のメカニズム、治療法など、これから研究を進めなければならない課題が山のようにある。ギャンブルや買い物、ネット、セックス、暴力などに「依存的な行為」を招く性質があるなら、その研究も必要である。

いろいろな依存症を考えることは、私たちの心がどんなふうに形作られ、どんなことで傷つくのかを理解する鍵になるだろう。私の知り合いの臨床心理学者は、「薬物への依存症は問題が表面にあらわれた一つの形に過ぎないのです。**人間の心にはいろいろな依存症の『根』になるような問題がひそんでいます。**その『根』がクスリに向かうか、その他のものに向かうかは、その人の置かれた状況によって変わるのです」と言っていた。これからその「根」の解明が進むことが期待される。

第5章

依存症からの回復

第1節

依存症の治療とは？

前の章まで、いろいろな依存症の実態や、心理的な問題について考えてきた。この章と次の章では、依存症の治療や回復支援、予防について考えよう。この章では依存症になってしまった個人の問題に焦点を当て、次の章では社会全体で取り組むべき課題に焦点を当てる。

回復とは「治り続ける」こと

依存症にならないためにはどうすればいいか？　ものの本にはいろいろなことが書いてある。「ストレスに負けない心を作ろう」とか、「誘われても断る勇気を持とう」とか、そういうことだ。そんな話を読むたびに、正直な話、「よく言うよ」と思わずにはいられない。それができないから依存症になるのだ。

何度か繰り返して述べたが、依存症は、少なくとも薬物依存症に関する限り、化学物質に対する脳の自然な反応として起こる。薬物以外の依存症のメカニズムにはまだわからないことが多いが、おそらくは薬物依存に似たメカニズムが働いていることだろう。依存症は特別な人の問題ではない。

法で禁じられた薬物に手が伸びてしまう人や、借金地獄で暮らしていてもまだギャンブルに未練のある人などは、一見するとどうしようもない人のように見えるが、治療と支援が必要な「患者」である。

依存症は必ず治る。

生まれたときに大酒飲みだった人はいない。賭博に魅入られていた人もいない。たとえその後の人生に不幸な思い出があるとしても、ともかく思春期か、その少し前くらいまで、人はみな「クリーン」だったはずだ。「治る」というのは、そこへ戻るだけの話だ。

ただし依存症は、完治して、ある日から晴れて完璧な健康体に戻る、という病気ではない。「アルコール依存症が治りました。そのお祝いにまずは一杯」というわけにはいかないのだ。「治り続ける」必要があり、それには終わりがない。

「依存症を治療しましょう」ということは、卒業のない学校に入学したようなものだ。しかし、がっかりすることはない。私たちは生きているかぎり、何か食べないといけない。金が必要だし、掃除も洗濯もしなければならず、疲れる。そもそも、生きていること自体が卒業のない学校に入学したようなものなのだ。

治療の目標は「問題行動をやめる」こと

依存症治療の目標は、ある意味で単純明快である。問題になっている行動をやめること。これだけだ。さとりを開く必要はないし、「たましい」を救う必要もない。

たとえば、マリファナ依存症のあなたが、じつは反抗心に満ちて世の中をブッ壊したいと思っているとする。その気持ちはそのままでいい。マリファナの吸引さえやめれば、世の中をブッ壊してもかまわない。

また、買い物依存症のあなたが、子どもの頃に自分をいじめた父親と母親を憎んでいたとする。その憎しみはそのまま持っていて何ら問題はない。むちゃな浪費さえやめればよい。

ネトゲ依存症のあなたが学校嫌いだったとする。それでいい。学校なんか好きになる必要はない。生活のすべてをネトゲに奪われている状態から抜け出せればいい。

じつに簡単だ。心の深層を動かす必要はなく、ただ表面的な行動さえ変えればいい。

精神科医や心理学者の中には、「それではダメだ」という人もいるかもしれない。表面だけでは何も解決しない。心の底にある悩みをじっくり聞いて、一人一人の精神的な成長に寄り添って、ゆっくりと深く心の持ち方を変えていかなければならないのだと。

話を聞くことの重要性は私も否定しない。自分が依存症で苦しんでいることは、なかなか他人には言えないものだ。それを打ち明け、これまでいかにつらかったかを受け入れてもらうことが、すべての始まりになる。依存症の背景には、じつにつらい日々がある。幼いときからの家族や周囲の無理解と孤独、虐待やいじめ……どんな人の話を聞いても、「その状況で育ったら依存症になるのが生物学的に正しい」と思える。「それで品行方正な『良い子』に育ったら、そのほうがおかしい」と私は言う。

「寄り添う」ことは大事だが、依存症の治療にはその先がある。人生の物語に耳を傾け、その人の悩みに共感するだけでは、どうかすると「依存症であること」の正当な理由を見つけて終わりになってしまう。そうではなく、そこから新しく始めなければならないことがあるのだ。

行動を変えなければ、心の持ち方も変わらない。

人間の心に対する深い省察や哲学的な思索は、心理学や精神医学には必要である。しかし、現場の治療に必要なのは、一〇回の依存行動を八回に減らし、八回を五回に減らし、五回を三回に減らし、ついにゼロにまで持って行く具体的なテクニックである。

また、その方法の実効性は証拠（エビデンス）に裏付けられていなければならない。欧米の文献を読むと、エビデンスに裏付けられた治療をすることは、もう常識以前の問題で、エビデンスのない話など誰もしない。患者には「治療効果をデータで示してください」と主張する権利がある。

治療の四段階

依存症の治療は、一般的には図5―1のような四つの段階を通る。これは薬物依存症の治療をモデルに考えられたものだが、薬物以外の依存症の治療にも使える。

第一段階は「解毒期《げどくき》」という。薬物依存症の場合は、とにかく体から薬物を抜く。薬物以外の依存症でも、生活習慣の乱れから体に問題が出ていることがある。この段階ではまず身体的なケアが大事である。同時に、家族がヘトヘトに疲れているので、家族の話を聞き、しっかり治療する説明をし、家族を支えることを表明する。身体が回復してきたら、治療に向かう意欲を持ってもらう。

第二段階は「脱慣期《だっかんき》」と呼ぶ。飲酒、クスリの使用、ギャンブルといったような問題行動を「やらない」ことを覚えてもらう時期である。これは、これまでの行動習慣を「消す」というよりも、「やらない」という新しい行動習慣を「作る」と思ったほうがよい。どんな依存症にもこの段階が必要で、具体的な治療法もよく似ている。新しい行動習慣を作ると同時に、自信をつけることも大事である。アルコールやクスリ、ギャンブルやネットなどの力に頼らなくても、自分には何かができるということを自覚してもらう。

昔の依存症治療は、だいたいここで終わっていた。だが、じつはこれからが本番だ。そのことが本格的にわかってきたのは三〇年ぐらい前のことで、効果のある治療法が見つか

図５-１　依存症治療の段階

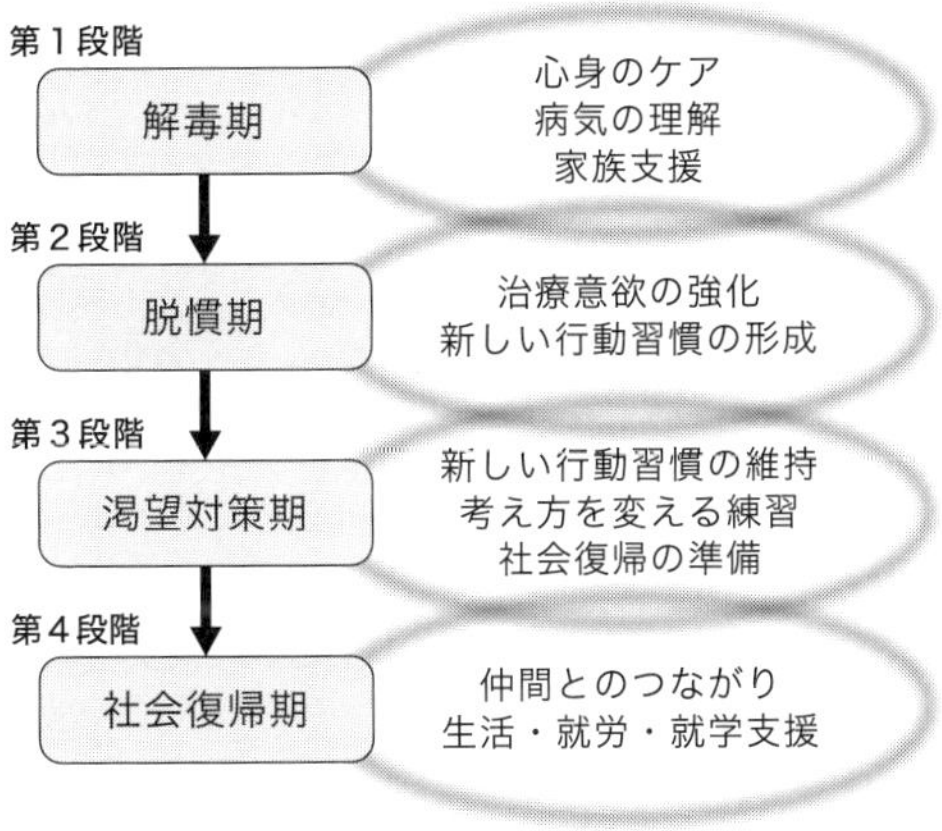

（小沼，2000 に基づく）

ってきたのは二〇年くらい前からだと思う。

もうクスリは抜けたはずなのに、「気持ち」が抜けていない。ギャンブルはやめたが、心のどこかに熾火《おきび》のようなものが残っている。バーベキューの熾火は放っておいたらいつかは消えるが、依存症の残遺症状としての「心のしこり」はいつまで経っても消えない。それどころか、日常生活に戻ったら何かのきっかけですぐにまた元に戻り、燃えさかる炎になってしまう。

その気持ちとたたかうのが第三段階の「渇望対策期」である。これはいつ終わるということもない。生きているかぎりずっと続くと言ったほうがよい。ここが依存症治療のキモで、「治り続ける必要がある」と述べた理由だ。この段階で、患者は基本的に「個別から集団へ」という道をたどる。まずはじっくり治療者と患者が一対一で向かい合い、個別の問題を洗い出して行く。しかし、それだけでは解決にならない。だから、一対一の段階は少しずつ卒業し、集団の中で行動できるような行動を作る。

その先が第四段階の「社会復帰期」である。最終的には再び学校や職場に戻り、家庭に帰り、依存症を卒業した人間として生活していくのが目標である。この段階に必要なのは「仲間」の力だ。クスリやギャンブルを一緒にやっていた「仲間」ではなく、一足先に社会復帰した「先輩」である。「先輩」が「後輩」を助けるしくみがあるのが、依存症治療の大きな特徴で、アルコール、クスリ、ギャンブル、ネット、ＤＶなど、多くの依存症にこのしくみがある。

この四段階は、きれいに図式化しすぎたきらいはあるが、多くの患者がたどる道筋である。

第2節 行動を変えるステップ

依存症の治療は、「行動を変える」ことである。行動を変えるための方法は心理学が専門的に研究してきた。ここでは、個別の治療法について解説する前に、その原理を語ってみよう。

行動の記録をつける

行動を変える第一のステップは、正確な記録をつけることである。「どうしても酒がやめられなくて困ります」というような場合、本人も家族もパニックに陥っていて、しっかり記録をつけることなどできそうにない。しかし、それをやらなければいけない。行動を記録するには、自分を突き放して他人の目で眺める視点が必要で、それが治療の役に立つからだ。

「どのぐらい飲みますか？」

「たくさんです」

これでは行動の記録とはいえない。

「先週は何回飲みましたか？」「一回にどれくらい飲みましたか？」「どんなときに飲みましたか？」、こういうことをできるだけ克明に、日記のようなものに書いてみる。

心理学で行動の記録をつけるときには、回数を記録するか、時間を記録するかという選択がある。一回のエピソードが短く、いつ始まっていつ終わったか、わりとはっきりわかる場合は回数を書く。依存症の場合、たばこを吸ってしまった記録などには回数の記録がいいだろう。問題の行動があまり頻繁に起こらない場合は、どんな行動だったかを一回ごとにくわしく記録する。

問題の行動がけっこう頻繁に起こっている場合は、いちいち細かい記録はできない。そういうときは、たとえば一〇分ごとなどに生活時間帯を区切って、その間に問題の行動が起こったかどうかを「○」「×」で記録する。

回数は少なくても問題は深刻という場合がある。ネットゲームなどはその例だろう。このような場合は、いつ始めていつ終わったか、時刻を記録する。自分では短いと思っていても、記録してみると、案外長い時間やっているので驚くことがある。その「驚き」が大切である。

行動を作り出す三つの要素

私たちの行動は、何かの状況があって、そこで何かの行動をし、その結果として何かが起こるという流れの中で理解できる。だから行動を記録するときには、問題行動を始めるきっかけになった出来事を書いておくとよい。

たとえば（1）電車の中吊り広告を見て（状況）、（2）週刊誌を買い（行動）、（3）案外つまらないのでがっかりする（結果）。あるいは（1）とても暑い日に（状況）、（2）かき氷を食べて（行動）、（3）ホッとする（結果）。このように、およそあらゆる行動が、状況・行動・結果の関係で理解できる。

ここでの大切なポイントは、似たような状況を再び経験したとき、その行動が増えるか、減るかである。たとえば、中吊り広告の例では、雑誌がつまらなかったので、再び広告を見てもこの週刊誌を買う行動は減るだろう。暑い日にかき氷を食べる行動は、自分としては満足したので、機会があったら増えるだろう。

行動の頻度は常に揺れ動いている。くわしい記録をつけ、グラフを描いてみると、その様子が克明にわかる。グラフを描くのはとても大事なことである。

「状況」「行動」「結果」という三つの要素は**図5-2**（208ページ）のようにつながっている。これを「三項随伴性」という。「随伴性」という言葉は第2章で使ったが（94ページ）、「原因と結果のつながり」のような意味だった。ここで言う「三項随伴性」も基本的には同じ意味である。「たまたま（随）」「伴う」という言葉を使うのは、正確な因果関係は誰にもわからないからである。

「状況」は私たちの行動をコントロールしている。もっとも簡単な例は交通信号だろう。青は進め、赤は止まれ。赤のときに進んだとしても、その結果に責任は持てない。私たち

図5-2　三項随伴性

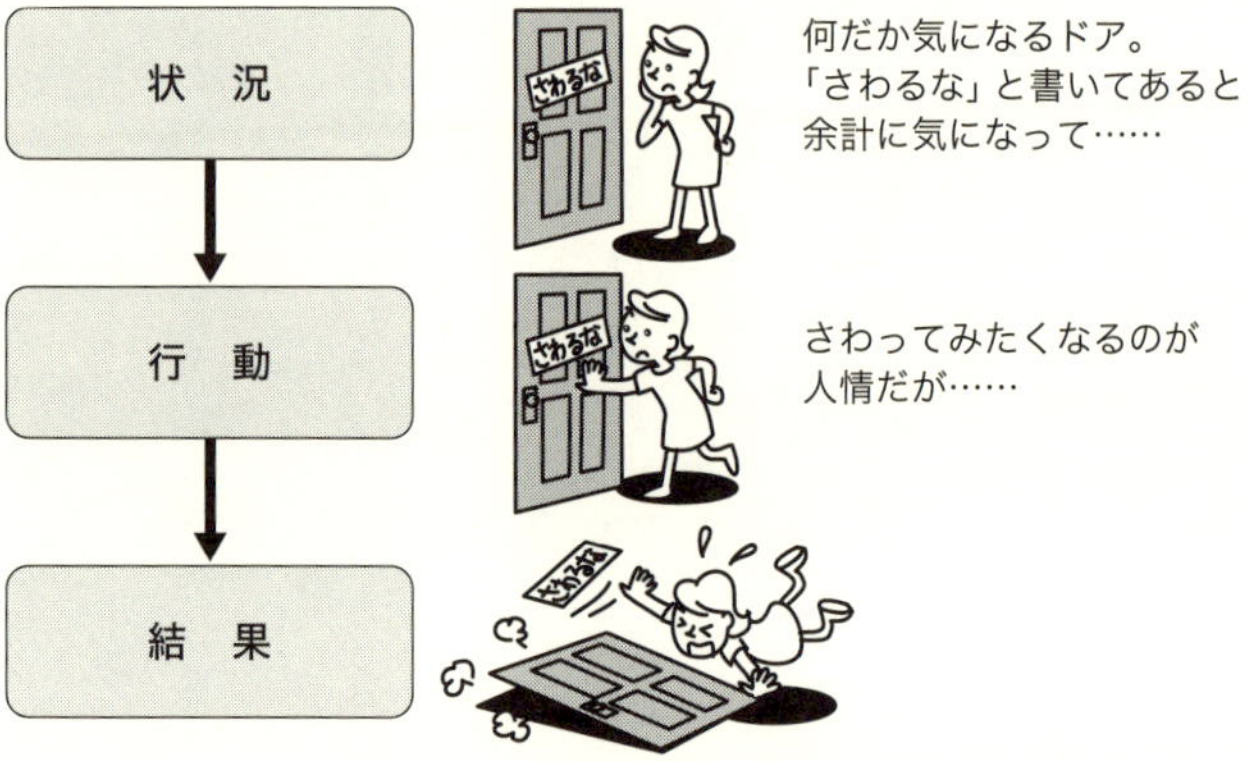
状況
行動
結果
さわるな
何だか気になるドア。
「さわるな」と書いてあると
余計に気になって……
さわってみたくなるのが
人情だが……

は結果から学び、青のときに進み、赤のときに止まる確率を増やしたのである。

「結果」には、その後似たような状況に出会ったときに行動を増やすものや減らすものがある。暑い日にかき氷で爽快な気分になったら、暑いときに氷を食べる頻度は増えるだろう。週刊誌が存外つまらなかったら、その週刊誌を再び買う頻度は減るだろう。ある結果がその後の行動の頻度を増やしたら、そのような結果を「正の強化」という。減らしたときは「正の罰」という。

ただし、行動の記録をつけるときには、「爽快」「つまらない」といった気持ちの問題はあまり考えなくてよい。具体的に目に見えることだけ書いて、どういう結果が行動を増やし、どういう結果が減らしたのかをくわしく書いておく。最初は手さぐりだが、こういう記録を何日か、何週間かこまめに続けていると、自分の行動を増やすのは何か、減らすのは何かが見えてくる。

新しい行動習慣のための「五つの原則」

依存症の治療では、問題行動を減らすこと、ゼロに近づけていくことが目標である。しかしそれを「新しい行動習慣を作る」というふうに置き換えて考える。問題行動が一時的に抑制されただけでは意味がないからだ。

新しい行動習慣を作るためには、適切な強化になるもの（これを「強化子」という）を選ぶ必要がある。賞賛の言葉、スタンプカード、短い自由時間（ただし依存症の対象への接近はダメ）、小額の小遣い……一回ですぐに「満腹」にならず、飽きないものがよい。強化子は、治療の途中で変わることもある。

また、行動習慣を作り上げるときには、**表5-1**（210ページ）に示した「五つの原則」が大事である。

第一の原則は、具体的な目標を決めることである。そして、現状（ベースライン）と目標との間を細かいステップに分ける。たとえば、アルコール依存症の入り口にさしかかったあなたが仕事帰りにどうしても毎日居酒屋に寄り道してしまうとする（現状）。そこで、せめてこの一週間は酒絶ちをして過ごすことにする（目標）。最初の日はまっすぐ家

表5-1　行動形成の原則

❶ 課題を明確に、そこに至るステップを明細に（**スモールステップの原則**）

❷ 自発的な行動を待つ（**積極反応の原則**）

❸ 行動の結果をただちにフィードバック（**即時強化の原則**）

❹ 学習者の能力や段階に合わせて（**自己ペースの原則**）

❺ 他人と比べず、以前の自分と比べる（**自己ペースの原則**）

に帰る。次の日は三〇分散歩をして帰る。次の日はそれを一時間にする……こうして飲酒以外の行動の頻度を増やしていく。

第二の原則は、強制はしないということである。あくまで自発性を重んじる。これには治療者にも忍耐が必要だ。

第三の原則は、目標に近づいたと思ったらただちに強化子を与えることである。特定の行動を作ろうと思ったら、「今だ」というタイミングを逃してはいけない。居酒屋に寄らずに家に帰ったときには、ドアを開けたら「お帰りなさい」という温かい声が必要なのである。すると、「この行動が良い結果につながったのだ」という関係（これが随伴性）が明確にわかる。行動と強化の間に時間が空くと、何が良かったか悪かったかがわからなくなる。「ただいま」と「お帰り」の間が数時間も空いてはいけない。「信賞必罰」という言葉があるが、あれは心理学的にも正しい。

第四と第五の原則では「個人のスピード」が重視されている。

「自己ペース」とは、その人に合わせてコースを作るということとである。学生の頃、数学の練習問題を解いていると、最初は易しいが、あるところから急に難しくなってつまずくことがあった。あれは集団向けの教材が私に合ってなかったのだろう。行動形成のテクニックでは、教材や課題は個別に作る。集団に合わせることが目標ではない。

「他人と比べない」ことも重要だ。歩みの早い人もいれば遅い人もいる。進歩しているかどうかは、他人と比べて判断するのではなく、自分の過去と比べて判断する。

行動習慣の作り方

このような五つの原則を守りながら行動を作っていく過程は、**図5−3**（２１２ページ）のようになる。この図で山のように見えるのは行動の分布である。山の高さは行動の頻度、横軸は場所（位置）を示している。たとえば禁酒をするとしたら、なじみの居酒屋からはできるだけ離れること（最終的には書店へ行くこと）が目標になる。「形成前」（現状）は、居酒屋のある場所の周りに足が向く回数がまだ多い。ただ、第一段階の目標位置である喫茶店に行くか、さらに居酒屋から離れている行動も多少はある。喫茶店に入ってから家に帰ったときには、家族のほめ言葉がある（強化）。すると徐々にその行動は増えていく（第一段階・強化後）。

図5-3　新しい行動習慣の形成

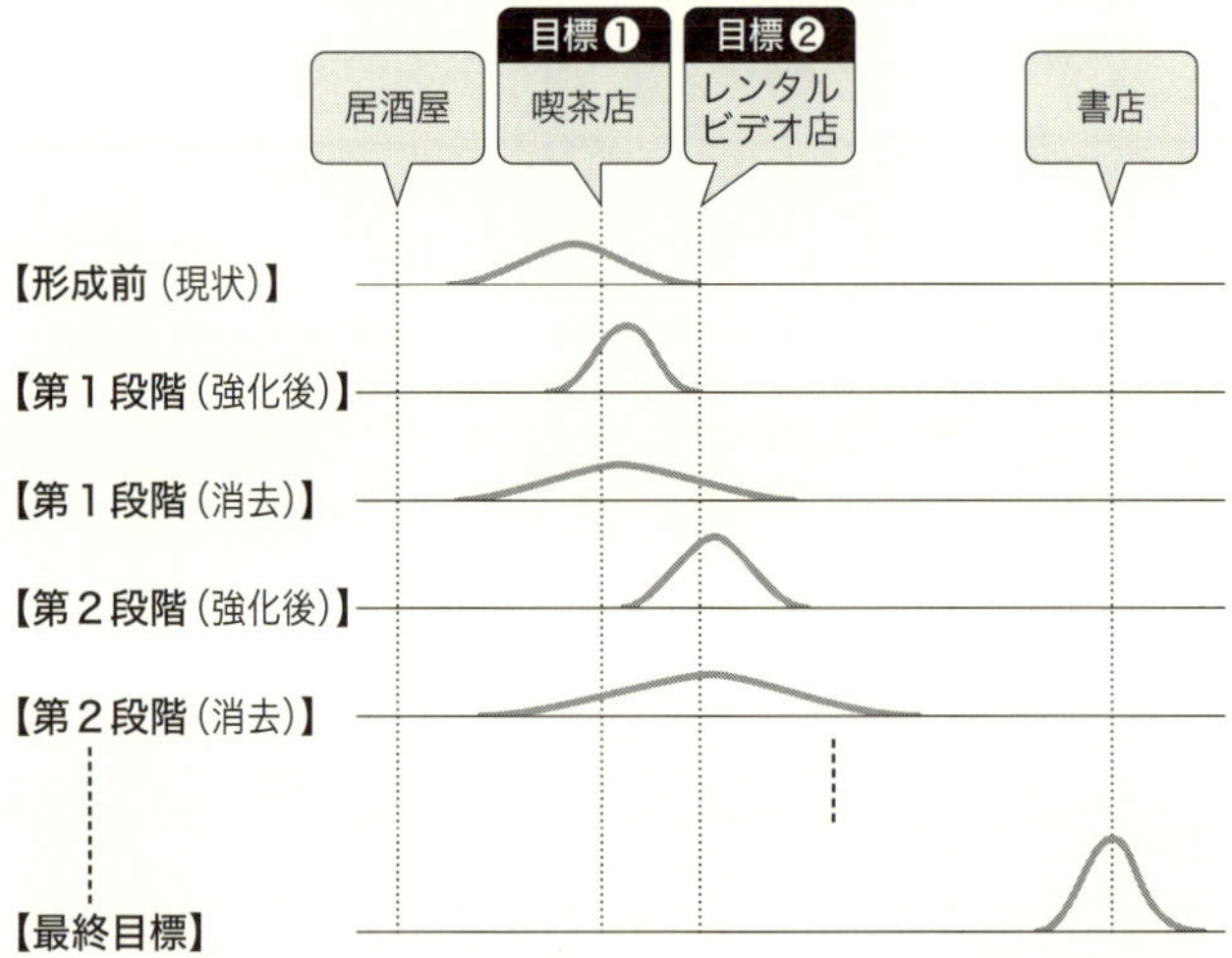

（実森・中島，2000）

第一段階の目標に到達する行動が増えたら、いったん強化をやめる。すると一時的に行動範囲が広がる（山が少し広がる：第一段階・消去）。ただし、中には第二段階の目標位置である、レンタルビデオ店に到達している行動が少しはある。そこで今度はその行動を強化する。するとそれが増える。

このようにして、尺取り虫のように少しずつ進み、徐々に最終目標である書店に近づいていく。この方法は忍耐が必要だが、確実に望みの行動が形成できる道である。

新しい行動を作るときには、「イヤな目には遭わせない」が大原則である。これは「治療は処罰ではない」という考えにも通じる。「倫理的な問題がある」「人格が否定される」といった道徳のレベルの話ではない。イヤな目（嫌悪刺激）には効果がないことがわかっているからだ。

まず、嫌悪刺激はいろいろな行動を全般的に抑制してしまう。患者からは積極性が消えて、推奨すべき行動に対してのやる気もなくなる。

次に、嫌悪刺激が行動を抑制する効果は一時的でしかない。したがって、その効力が消えたら、前にも増して問題行動が増える。

三つ目に、嫌悪刺激は攻撃性や状況全体への不適応を引き起こす。どうしても反抗的な心が起こってしまうのである。

最後に、弱い嫌悪刺激はかえって問題行動を増加させる場合がある。

ほかにもいろいろと「副作用」があり、一般に治療に嫌悪刺激を使うべきではない。「新しい行動習慣を作る」のだから、**問題行動を抑制するのではなく、問題行動と両立しない別の行動を「正の強化」**（２０８ページ）**で形成するのである。**たとえば、行きつけの居酒屋に足を向けないために、別の駅で降りて歩く。あるいは、たばこが吸いたくなったら別のものを口に入れる。パチンコ屋から遠ざかるために、反対の方角に散歩をする。

じつに単純なことのようだが、こういう工夫をせずに精神論を説いてもダメである。そして「良い」行動習慣は徹底的にほめる。家族も治療者も「こんなことはできて当たり前」という顔をしてはいけない。当人はとても努力したのだ。

行動習慣を維持する

いったん形成された新しい行動習慣は、ずっと維持されていなければ意味がない。

このときには「間欠強化」あるいは「部分強化」と呼ばれるテクニックが役に立つ。**図5-4**のように、何かの「行動」（図・上段）に毎回強化子（報酬）を与えるのを「連続強化」（図・中段）、ときおり強化子を与えるのを「間欠（部分）強化」という（図・下段）。

連続強化よりも間欠強化のほうが行動は安定し、頑健になる。図からわかるとおり、連続強化の場合、あるときに強化をやめると、「事態が変わった」ことがすぐにわかってしまう。しかし、間欠強化はもともと「歯抜け」のようなタイミングで強化が与えられるから、いつか強化をやめてしまってもそれほど目立たない。

強化の資源は無限ではない。いつもほめてくれる人が身近にいるとは限らないし、スタンプカードにポイントをためることを一生続けるわけにもいかない。

依存症の治療と支援のためには、何らかのサポートは一生続ける必要がある。しかし、治療初期のような強力なサポートはいつまでも続けられず、また、それを常に必要としているようでは回復に向かって進んだとはいえない。したがって頑健な「行動習慣」を作っておかなければならない。

図5-4　連続強化と間欠（部分）強化

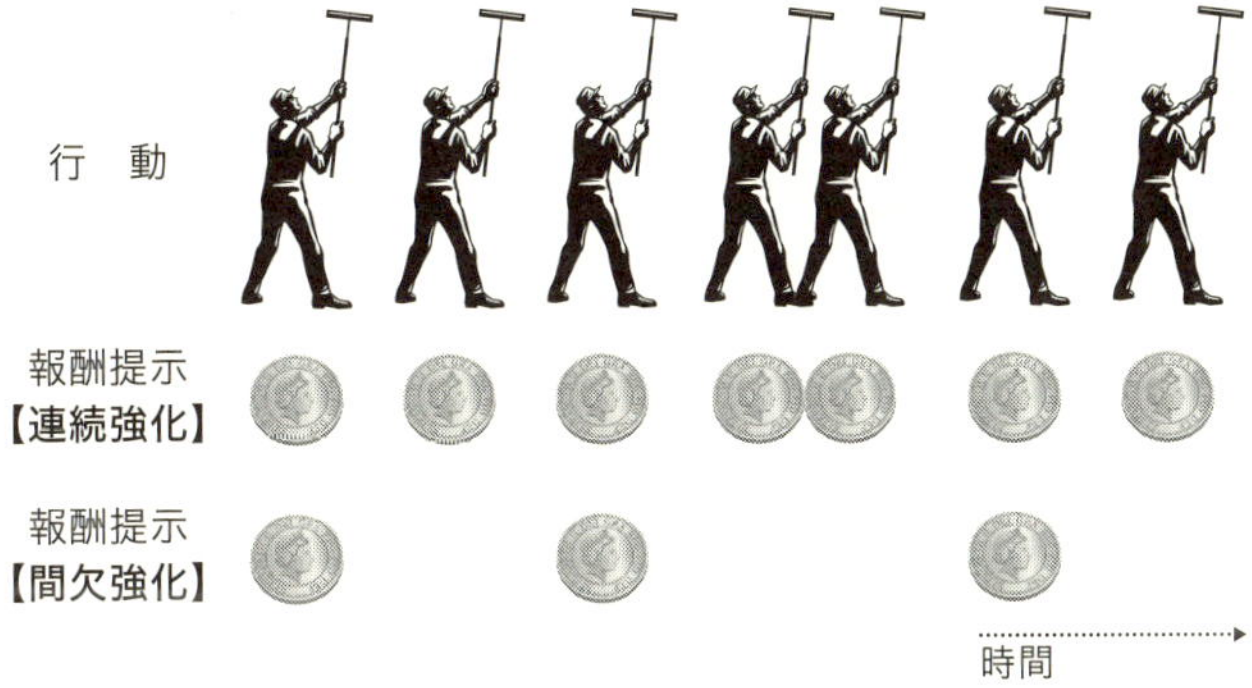

実際のさじ加減は難しいが、たとえば治療の間隔を空けていくこと、一週間に一回の面接だったのを二週間に一回にするとか、さらに一ヵ月に一回にするとかいった方法も、連続強化を間欠強化にもっていく方法である。

間欠強化は適当にやるわけではない。ここに第4章で述べた「強化のスケジュール」（153ページ）を使う。スケジュールごとに行動のパターンが違うから、渇望対策期や社会復帰期に来たら、治療者はその人に合ったスケジュールを設計し、実際の行動を見ながら適宜調整していく。

こうしてみてくると、依存症の治療における治療者の役割の大きさがわかる。治療者にはやるべきことがじつにたくさんある。行動の記録をつけること、強化子を決めること、強化スケジュールを決めること、「次の目標は何か？」を考えること……治療者と患者の関係はスポーツのコーチと選手の関係に似ている。実力を伸ばしていくのは患者（選手）の仕事、そのための環境を整え、患者のコンディションを見守って、患者が次にどこに行くべきかを示すのが治療者（コーチ）の仕事である。

第3節

薬物療法

心の病気と薬

依存症の治療にはさまざまな医薬品が使われる。

日本では「心の問題」に薬を使うことに抵抗があるようだが（薬物依存症の話をしながらこういうことを言うのはじつにおかしいが）、心は脳の働きであり、脳の働きは化学物質である薬の力で変えられる。依存症ではそれが「問題な」方向に行ってしまったわけだが、治療に役立つ良い方向に持って行くこともできる。

依存症の薬物療法は、「ＢＲＥＮＤＡ（ブレンダ）」モデルという考え方に基づいて行われる。これはもともとアルコール依存症の治療で起こってきた考えで、身体と心理の両面から効果を検証しながら治療を続けるという考え方である。そして、患者の状態を生物・心理・社会の三面から総合的に評価する。

ＢＲＥＮＤＡの「Ｂ」は「バイオ（生物）」の「Ｂ」。「Ｒ」は「レポート」。評価した結果がどうであったかを患者に報告することを言う。「Ｅ」は「エンパシー（共感）」。治療者は患者の気持ちを「あたかも自分のことであるかのように」わかろうとしなければいけない。「Ｎ」は「ニーズ」。患者が何を必要としているかを知ることである。「Ｄ」は「ダイレクト・アドバイス」。どうしたら良いのかを具体的に教える。「Ａ」は「アセスメント」。治療に対する患者の反応を見て、必要に応じて治療プランを変えていく。

このように、ＢＲＥＮＤＡモデルは薬物療法のセオリーでありながら、決して「治療薬さえ与えておけばよい」という考えは採っていない。ＢＲＥＮＤＡモデルは急速に世界に広まり、効果を検証する研究も増えている。依存症以外の心のケアにも使えるという声も大きくなっている。

また、これまでおもに薬物依存症に使われてきた治療薬の中には、薬物以外の依存症に対しても有力なものがあるようだ。

依存症そのものの治療のほかに、治療の過程で患者が不安や不眠を訴える場合には、抗うつ薬など、その症状をやわらげる薬を使う。「今度はそちらの薬の依存症になってしまうのではないか?」という心配があるかもしれないが、それは使い方の問題である。

依存症治療薬のしくみ

ここで、どんな医薬品がどういう考えのもとで使われているのかを整理しておこう。

アゴニスト療法

依存症の対象になっているクスリ（便宜的に「依存薬」と呼ぶことにする）をやめてもらうのが治療の目標ではあるが、急にやめると苦しく、離脱症状や渇望感に苦しむことになる。この苦痛があまりに大きいと、治療を受ける気力もなくなる。それでは本末転倒なので、やめたことによる苦しみを緩和しながら治療する方法がある。

そのためには、依存薬に似た作用を持っていて、ある意味で依存薬の効果を「肩代わり」してくれるが、依存薬よりも緩和な別の薬物を使う。こういう薬物を「アゴニスト」という（**図5-5c**）。医師の監督のもとでアゴニストを使いながら、飛行機が徐々に高度を下げていくように、アゴニストも体から抜いていくのである。

歴史的に見ると、一九六〇年代にアメリカでヘロインの依存患者に「メサドン」（商品名ドロフィン、日本では承認されていない）という合成麻薬を使ったのがアゴニスト療法

図5-5　アゴニストとアンタゴニスト

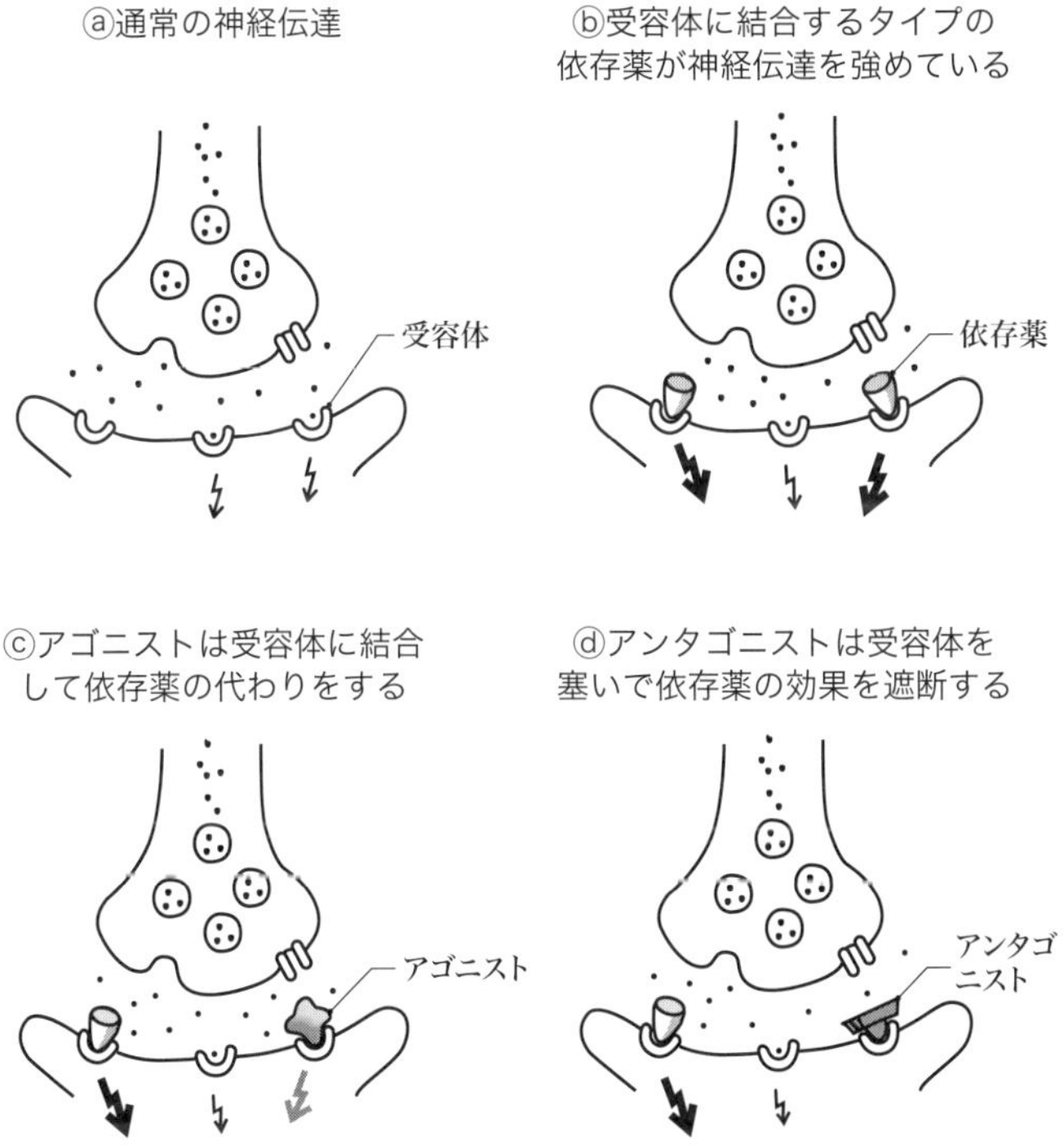

ⓐ通常の神経伝達

ⓑ受容体に結合するタイプの依存薬が神経伝達を強めている

ⓓアンタゴニストは受容体を塞いで依存薬の効果を遮断する

の最初だった。メサドンも「合成麻薬」という名のとおり、立派な鎮痛薬であり、まったく依存症を引き起こさないわけではない。しかし、ヘロインに比べると効き目がゆっくりと長く続く。こういう薬は次々に欲しくなることがないので、治療に向いている。

現在のところ、もっとも有名なアゴニスト療法の薬といえば禁煙治療薬だろう。禁煙を助ける補助薬としてニコチンガム、ニコチンパッチなど、ニコチンそのものを含む製剤が作られている。これがたばこに含まれるニコチンの肩代わりをしてくれるわけである。同じニコチンなのに、なぜガムやパッチの依存症にならないのかというと、ニコチンがたばこよりもずっとゆっくり吸収されるからである。そうすると脳に対するインパクトが弱いので、渇望を抑えながら禁煙を進めることができる。

アンタゴニスト療法

依存薬の肩代わりをするアゴニストに対して、依存薬の効果を打ち消してしまう薬を「アンタゴニスト」という（219ページ**図5−5d**）。

依存薬には、脳の神経細胞にある「受容体」というタンパク質と結合するものが多い。たとえばモルヒネやヘロインは、神経細胞の膜に埋まっている「オピオイド受容体」に、鍵穴に鍵がはまるように入り込む。このとき、最初から鍵穴にもぐり込み、しかも自分自身では何もしない化学物質があると、モルヒネがやってきて鍵を開けようとしても、先客がすでに鍵穴をふさいでいることになり、受容体に結合できない。この先客がアンタゴニストである。

歴史的には、ヘロイン依存症に「ナルトレキソン」（商品名レビア）という薬が使われたのがアンタゴニスト療法の始まりである。アンタゴニストは依存薬のあらゆる効果をシャットアウトしてしまう。そこでもしも、依存薬に身体依存性がある場合は、うっかりアンタゴニストを与えると急激に禁断症状が出る。このあたりは体の中の薬のようす（動態）を見ながら、さじ加減しなければならないところである。

ナルトレキソンはオピオイド受容体のアンタゴニストだが、オピオイド受容体は脳の中の報酬系（１３７ページ）の近辺にある神経細胞に多いため、アヘン類に限らず、いろいろな依存症の治療に使われている。もっとも有名なのはアルコール依存症である。海外にはギャンブル依存症、ネット依存症、セックス依存症などをナルトレキソンで治療したという報告もある。もしかしたら「渇望」や「行き過ぎた欲望」を全般的にダウンさせる効果があるのかもしれない。古い薬ではあるが、依存症に対する治療の真価を検討するのはこれからである。

なお、依存症にはドパミン受容体も重要な役割を果たしている。しかしドパミン受容体のアンタゴニストは依存症の治療ではなく、覚せい剤やコカインの慢性中毒で精神病状態に陥ったときの治療薬として使われている。

代謝阻害療法

これはもっぱらアルコール依存症の治療に使う薬で、アルコールが肝臓で分解される速度を遅くする。そうなると、アセトアルデヒドという物質が体の中に長く残る。アセトアルデヒドは二日酔いの原因である。要は、この薬を使うと二日酔いの状態が長く続く。

これが「抗酒剤」(アンタビュース)と呼ばれる「ジスルフィラム」(商品名ノックビン)という薬である。古い薬だが、現在でもアルコール依存症の治療には欠かせない。アルコール依存症の人にはまず定期的にこれを飲んでもらう。その習慣を身につけることは、酒を飲まない習慣をつけることと同じぐらい大事である。

新しい治療薬

「渇望を抑制する薬」がいま世界中で活発に開発されている。依存症の患者がそれほど多いということだろう。薬物依存症に加えてギャンブルやインターネットの依存症も認知されるようになると、患者はますます増える。製薬企業にとっては大きなマーケットが広がっているわけである。実際、ギャンブル依存症にはナルトレキソンに似た薬が使われ、効果があったという。

また、依存症には自己効力感の低さや衝動性といったように、いろいろな心の問題が関係しているので、依存症の治療薬はいろいろな心の問題解決に役立つかもしれない。不安、抑うつ、怒りといった感情も依存症に関係があるから、渇望抑制薬は「感情を制御する薬」になる可能性もある。

こういうわけで、「渇望抑制薬」には期待が高まっている。その多くはまだ実験段階だが、いずれは実用化されるものもあるだろう。

現在のところ、ノルアドレナリンとドパミンに作用する「ブプロピオン」という薬や、ノルアドレナリンに作用する「クロニジン」という薬などが有望である。クロニジンはもともと高血圧の治療に使われていたもので、ノルアドレナリン受容体のアゴニストである。新しい薬ではないが、精神的な作用にはまだよくわかっていないところがある。ブプロピオンはもともと抗うつ薬で、ノルアドレナリンとドパミンの再取り込みを阻害する（シナプスでの濃度を増やす）。ブプロピオンは禁煙治療薬として使われている。

また、アルコール依存症の治療に「アカンプロサート」（商品名レグテクト）という新しい薬が使われるようになった。アカンプロサートはグルタミン酸という神経伝達物質の働きを弱め、脳の過剰な興奮を抑える。

このほかに基礎研究が行われているものの中には、ストレスホルモンに作用するものや、神経細胞の成長を制御するものなどがある。

第4節

心理療法

心理療法とはどんなものか

心理療法というと、カウンセリングのイメージが強いのではないかと思う。リラックスできる個室で専門のカウンセラーと向き合い、じっくり心の悩みを聞いてもらい、解決策を考える。この基本は依存症の心理療法でも変わらないが、依存症の治療には三つの制約がある。

第一に、あまり悠長に待ってはいられない。依存症は進行していく。薬物依存症はもとより、薬物以外の依存症でも、問題行動が止まらなければ心身の健康状態は目に見えて悪化する。借金や人間関係の問題も大きくなる。薬物依存症の場合は、だいたい三ヵ月をめどに、効果を確かめながら次々に対策を打ち出していく。

第二に、この章の最初に述べたように、「行動が変わる」という具体的な成果が目に見えなければいけない。心の悩みが軽くなっても、問題行動がそのままでは治療になっていない。

第三に、再発の危険に備えなければいけない。身の回りには再発を促す危険がたくさんある。たとえば一定期間入院して治療すると、依存症はすぐに良くなったように見える。しかし、退院して日常生活を再開したら、ストレスは多いし、クスリやギャンブルを促す状況も多い。その誘惑に耐えて暮らすのは大変だ。

こういったことをふまえて、依存症の心理療法では次の三つのポイントを考える。

一つ目のポイントは、「自分は依存症である」と自覚することである。自分や家族が困っているのは、自分が何かにとらわれて、クスリやギャンブルをやることばかり考えているからだ。まず、この状態は依存症なのだということを認めて、ここから脱出しようと決意する。

二つ目のポイントは、ものの考え方を変えることだ。依存症になったのにはそれなりの意味があり、自分はつらいときや苦しいときに、知らず知らずのうちに依存症の対象に頼るような考え方を身につけてきたのである。その考え方を変えることで、「知らず知らず」のワナから抜け出すことができる。

三つ目のポイントは、他人との関係を作ることである。独力で依存症から抜け出すことはできない。カウンセラーとの間に良い関係を作ることができても、その一対一の関係だけでは社会生活は再開できない。自分を支えてくれる仲間を見つけ、仲間の力を借りて生きる。人の力を借りるのも大事なことだ。

では、具体的にはどのような心理療法が行われているのだろうか。これまでにいろいろな心理療法が開発されてきたが、ここでは代表的なもの、有効性が確かめられているものについて解説する。

動機づけ面接 ～治療へ向かわせる「助産術」

依存症治療の第一歩は、自分が依存症であることに「気づく」ことだと言われてきた。なぜならそれが一番難しいからだ。依存症患者の多くは自分が薬物やギャンブルのとりこになっていることを認めない。だから依存症は「否認の病気」などと言われてきた。「否認」というと、「容疑を否認する」のように、まずいことをやったのがわかっているのに認めないという感じがするが、依存症の場合、これは当てはまらない。

認めていないのではなく、気づいていないのである。脳の中の「島皮質」と呼ばれる部分の活動が低下していると、このような「気づき」が損なわれる。もともと気がついていないのだから、認めようもない。

それでは、「気づき」を促して自発的な治療意欲を作ることができないのかというと、そんなことはない。

じつはその方法はなかなか見つからなかった。というより、似たことを自然にやっていた治療者はいたはずだが、きちんとマニュアル化してデータを取り、効果を実証するということは行われていなかった。それが「動機づけ面接」と呼ばれる、一九九〇年代になってから有名になった方法である。

動機づけ面接には、なんと古代ギリシャの哲学者ソクラテスの教えが生かされている。ソクラテスは本を書かず、人々との対話の中で哲学を作り上げた。ソクラテスが行った対話とは、相手の言うことを認め、あれもこれも認めて、その中で、相手が自分でも気づいていなかった小さな矛盾を取り上げ、それをクローズアップすることだった。こうやって相手の考えを鍛えた。

あるときソクラテスは、詩人アガトーンが悲劇を描くコンテストで優勝したため、そのお祝いの宴会に招かれた。そこで愛の神エロースをたたえる即興の演説をしようという話になった。

アガトーンは、「エロースこそ神々の中でもっとも若く、美しく、人々を親しくさせる完璧な神である」と熱弁をふるった。ソクラテスはそのさわやかな弁論をほめたたえ、アガトーンの言う通りだと称賛したが、そのあと「ちょっと待って」と話し始める。

エロースとは美しさを求める心でもある。愛の神エロースはその象徴だ。ところで、完璧に美しいものはそれ以上の美しさを求める必要はないのではないか？　ならば、「美しさを求める」心を持っているエロースの神は、じつは美しくないのではないか？　醜いのではないか？　こうやってソクラテスは、アガトーンの考えの小さな「ひび」に気づかせたのである。

これは決して相手をやりこめるのが目的ではない。相手をもっと深い思索にいざなうのがねらいだ。だから「よい考えが生まれるのを助ける」という意味で「助産術」と言う。

この方法を依存症の治療にどのように使うのか？

たとえば「睡眠薬が欲しい」と言ってきた人がいるとする。医師としては、言われるままに処方するのはちょっとまずい、と思っている。そのとき、**図5-6**に示したような会話をするのである。

患者は「クスリが欲しい」という気持ちと、「クスリばかり飲んでいてはよくない」という気持ちの両方を持っている。「この二つの気持ちは同時に成り立つものではありませんよ」ということに気づいてもらい、「そこに矛盾がある」という「気づき」を拡大する。治療する理由は結局のところ、自分の中の矛盾を解消するためである。こうやって「治療を始める」ことへの動機づけを育てて治療へつなげていく。

文章で書くと鋭いツッコミを入れているように見えるが、実際の会話はやさしく、患者の気持ちを受け止めて支えながら、ゆっくりと進んでいく。このあとも決して焦らない。「もう少しくわしく考えましょうか。そのためにはこんな材料がありますから、来週はそれを紹介しましょう」という感じで、治療場面につなげていく。動機づけ面接を行う治療

図５-６　動機づけ面接的な会話の例

患者：薬がないと眠れないから、やっぱり薬が欲しいんです。
医師：薬を飲まないと眠れないのですね。
患者：朝まで眠れないわけではないのですが、寝苦しいのです、寝つきが悪いのです。
医師：薬を飲むと体の調子が良いわけですね。
患者：そうでもないのです。翌日少しぼうっとして、疲れた感じが残っています。
医師：薬を飲むと眠れるが、翌日はつらいのですね。
患者：朝から仕事が忙しいときはエンジンがかからないからつらいです。
医師：薬を飲まなかったらどうなるのですか？
患者：それは、ぼうっとして疲れた感じというのはないです。
医師：そうすると、薬を飲みたくないという気持ちもあるわけですね。
患者：それはもちろんです。翌日が休みならいいのですが。
医師：翌日疲れることのほかに薬を飲みたくない理由がありますか？
患者：やっぱり、いつまでも薬に頼っているとやめられなくなるんじゃないかとか。
医師：どうしてやめられないと困るんですか？
患者：出張があったり、これから転勤したりするかもしれないから、いつまでも飲み続けるわけにいかないことがあるかもしれない。
医師：そうすると、薬を飲むのをやめたい気持ちもあるが、薬も欲しいということですか？
患者：薬を飲まずに眠れる方法があればいいんです。

（原井，2006 に基づく）

者には、かなりの力量が必要である。

随伴性マネジメント　～やめたら報酬がもらえる

何とか治療意欲を立ち上げることができたら、そこから先がそれぞれの医療施設やセラピストの腕の見せ所になるわけで、工夫を凝らしたプログラムが用意されている。

基本的には、第2章で述べたような**「心のすきま風」が吹かないような生活を送ることが大事である。**一人でぼーっとしている時間をできるだけ少なくする。治療の形態には入院もあり、外来もある。実際の治療施設は医療機関だけとは限らず、心理相談機関のようなところもある。どのような形にせよ、患者にはともかく結構忙しくしてもらう。

この「忙しさ」は、第2章で述べた心の問題を解決するために必要である。たとえば、頻繁にミーティングを開くのは「居場所感を作る」ためである。運動や園芸をやって、クスリの力がなくても自分には何かができるという達成感を味わってもらうが、それは「自己効力感を高める」ためである。

ここからは、治療の段階が徐々に進むことを考えながら、効果が実証されている治療法を紹介する。

まず、ステファン・ヒギンズという心理学者が一九九〇年代の初頭に提案した「随伴性マネジメント」という方法である。この原理と方法は驚くほど簡単で、おそらく多くの読者があっけにとられることと思う。

たとえば薬物依存の場合、治療者の定めた期間中、クスリを使わず「クリーン」な生活を保つことができたら、報酬をあげるのである。「クリーン」だったことを確かめるために、尿検査を行う。報酬をもらうのに必要な期間は、一、二週間で、それを何クールか続ける。報酬にはシール、ポイント、メダルなどいろいろなものが使われるが、実際にお金がもらえることもある。金額はあまり高くなく、現在では一〇ドルぐらいのことが多いようだ。

この方法の効果を実証した研究はいくつか出ており、比較的最近にもマリファナ依存症の治療に使って成功した例がある。

日本でもすでにいくつかの施設でこの「随伴性マネジメント」が取り入れられている。ただし、実際にお金を払っているという例は、まだ聞かない。お金を払うことが日本で受け入れられるだろうか？　薬物事犯者は罰金を払うべきで、治療者がお金を払ってやめてもらうなどとんでもない話ではないだろうか？　第一、その財源はどこから出るのか？自分の払った税金をそんなことに使われるのはイヤだという声も聞こえてきそうだ。

だが、ちょっと考えていただきたい。仮に、覚せい剤依存者に二週間ごとに一〇〇〇円払ったとすると、一ヵ月で二〇〇〇円である。三ヵ月を一クールのプログラムとすると、一人当たり六〇〇〇円だ。覚せい剤事犯が年間に一万四〇〇〇人「つかまって」治療プログラムに入ってくるとして、この全員に三ヵ月のプログラムを施行したとすると、年間総額は八四〇〇万円である。

これは「かなりの額」と思われるかもしれない。しかし、平成一五年度の厚労省研究班の試算では、薬物乱用による社会的損失として「矯正施設入所費」、すなわち刑務所の食費、光熱費、施設の補修や維持管理費、受刑者の制服代、刑務官の人件費、収監の車のガソリン代などに四九六億円使われているのである。もちろん、このすべてが覚せい剤事犯ではないが、かなりの割合を占めているだろう。それを思うと、むしろ安い治療法とも思えるが、どうだろう?

また、「クスリをやらない」のように、何かを「やらない」行動に報酬をあげるのは、いかにも「何もしないことをほめている」ように見えるが、じつはそうではない。随伴性マネジメントは心理学的には「他行動分化強化」といわれる方法の応用で、「問題行動」以外の行動を積極的に強化する結果になっている。問題行動以外であれば何でもよい。この方法は、問題行動の頻度を下げるために最も効果がある。

認知行動療法　～考え方のクセを変える

認知行動療法は、もともとアーロン・ベックというアメリカの精神科医（図5-7）が一九六〇年代にうつ病の治療法として考案したものである。

私たちには考え方のクセのようなものがある。たとえば、営業マンが仕事の契約がうまくとれたとき、「やっぱりオレはすごいな」と思う人もいれば、「今日はたまたま運が良かっただけだ」と思う人もいる。その考え方のクセが、だいたいいつも自分に悪いほうに、悲しいほうに向かうと、ときに「行き過ぎ」も起こる。

ある人が、正午にオフィスに戻ってきたところ、もう同僚たちは昼食に出かけていて、誰も残っていなかったとする。そこで「どうせ自分なんか嫌われてるんだ」と思うのは、はたから見れば「行き過ぎ」だろう。しかし、どうしてもそう思えて仕方がない人がいる。こういう人がうつ病になりやすいのではないかとベックは考えたわけである。

図5-7　アーロン・ベック

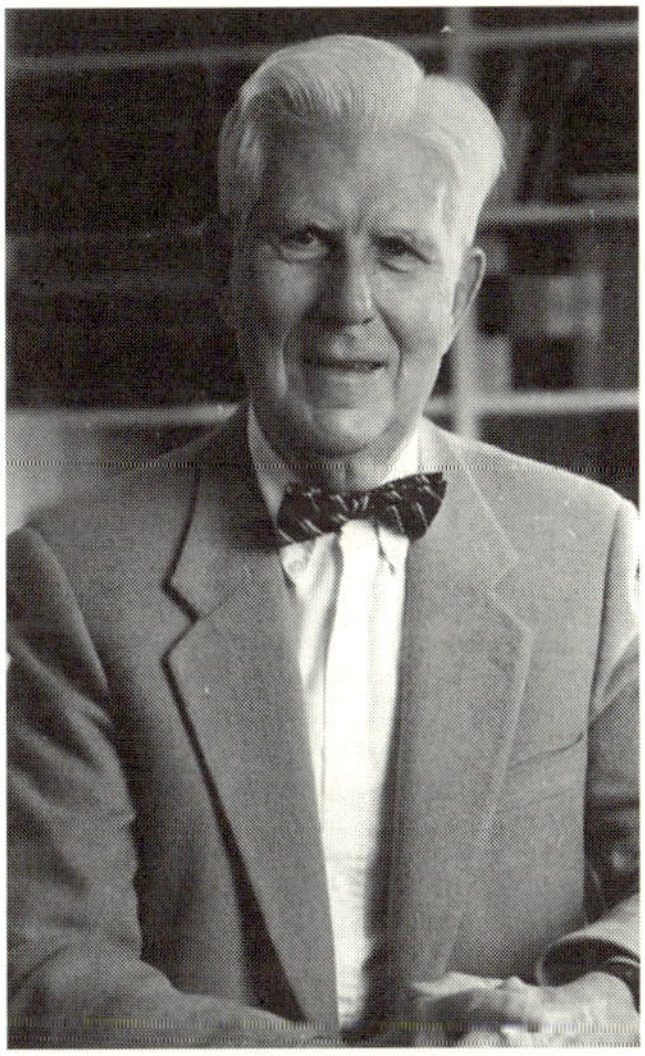

Beck Institute for Cognitive Behavior Therapy
www.beckinstitute.org

今から考えると当たり前のようだが、当時は画期的な考え方だった。何と言っても、伝統的な考え

表5-2　アルコール依存者に多い「考え方のクセ」

マイナス思考	物事や人のマイナス面だけを見てしまう
極端化思考	物事や人について、極端に考えてしまう
全体化思考	物事や人について、部分的な問題を全体の問題と決めつけてしまう
すべき思考	「こうすべきだ」ということを中心に考えてしまう
フィルター思考	物事や人をふるいにかけて見てしまう。とくにマイナス面のみを残して見てしまう
自己中心的思考	物事や人を自分中心で見てしまう
ラベル貼り思考	物事や人に対して「あの人は嫌い」「ダメ」「最悪」などとラベルを貼って決めつける

（猪野，1996より）

方では、うつ病の根底には沈んだ感情があり、そういう感情があるから考えることも暗くなると思われていたのだ。それをひっくり返し、基本に暗い考えがある、だから沈んだ感情が生まれるのだと考えたからである。**感情を修正することは容易ではないが、ものの考え方なら練習ひとつで、ある程度はポジティブな方向に変えられる。**認知行動療法はうつ病の治療に明るい道を開いた。

依存症にも、うつ病と同じように「考え方のクセ」があると考えれば、認知行動療法で治療できることになる。

たとえばアルコール依存症の場合、**表5-2**のような「考え方のクセ」があるとされている。じつのところ、これはうつ病の考え方のクセととてもよく似ている。うつ病とアルコール依存症の併発が多いことを考えると、無理もないことなのかもしれない。

認知行動療法の実際

実際に認知行動療法の体験面接を受けた経験を述べよう。認知行動療法といっても、仰々しい仕掛けがあるわけではない。セラピスト役の人と向き合って話すだけである。まず私がだらだらと日常生活のことを話した。セラピストはそれを小さなホワイトボードにメモしていった。ボードがメモで一杯になったと思ったら、いつのまにか「これがいちばん大事なようですね」という話題だけ線で囲んで残してあり、ほかは消してあった。そう言われてみるとそうかもしれないという気になった。

それから、セラピストが用意してきた質問表に答えた。答え終わると、「この質問はいくつかのグループに分かれています。あなたの答えをグループごとの合計点で見ると、○グループの点が高いようです」と言われた。そして「あなたは行動する前にご自分の頭の中でこんなふうに考えるんですね。専門用語ではそれをセルフ・トークと言います。あなたのセルフ・トークは○○型と言っていいでしょう」とまとめた。私は、まんざら間違いでもないと思った。ここまでが私の「考え方のクセ」をさぐる段階であった。

それから教材のようなビデオを見た。ある行動の前に、画面がカラーからモノクロに変わって、主人公の独白、つまりネガティブなセルフ・トークが聞こえてきた。そのビデオを見たあと、感想を少し言って、もう一つのビデオを見た。先ほどとまったく同じシチュエーションで同じ場面まで来るが、今度はモノクロに変わったときに、ポジティブなセルフ・トークが聞こえた。それを見たあと、また感想を話した。

それから少し雑談をした。最後に「私の従来のセルフ・トーク一覧表」と「今後の（ポジティブな）セルフ・トーク一覧表」を作った。これで終わりかと思ったら、小さなカードを渡されて「この一覧表の中から一番気に入ったのを選んでカードに書いてください」という。茶番じみているような気もしたが、どれがいいか選んでいると、自分がけっこう真剣になっていることに気づいた。それを書き写し、カードをもらって帰った。

これは体験面接だったので、実際の認知行動療法が必ずこのように進むとは限らない。しかし、問題になる行動、たとえばドラッグやパチンコ、ネトゲなどを始める前にあなたが考えていたことや感じていたこと（セルフ・トーク）を「明確に」書き出すこと、それに代わる考え（ポジティブなセルフ・トーク）をさぐり、自分に合ったものはこれだという結論を得て、それを忘れないように書きとめておくことなどは、実際に認知行動療法でもやっている。

表5-3　認知行動療法で扱うトピック（アメリカ、コカイン依存症の例）

トピック	内容
欲しい気持ち（渇望）と闘う	渇望とは何か？、渇望を表す、渇望の引き金を突き止める、渇望のきっかけを避ける、渇望とつきあう
やめる気持ちを支える	目標を明らかにする、やめる／やめないとゆれ動く気持ちを見つめる、コカインへの思いを明らかにし、「つきあう」
ことわる技術	手に入りやすさを見積もる、売人のあしらいかた、ことわる技術
一見関係なさそうな危険	一見関係なさそうな危険とは？、あなた自身の例を突き止める、自分で意志決定する練習
いつでもどこでもうまくやっていく力	ハイリスクの状況を予測する、うまくやっていくプランを考える
問題の解決	基本的ステップの紹介、問題解決スキルの練習
個別の問題について	問題はどこにあるか？、目標は何か？、あなたを支える人はどこにいるか？、具体的なプランを立てよう、進行状況をモニターしよう
HIVの危険を減らす	リスクを評価する、行動を変える動機、目標の設定、何が邪魔をしているか？、個別の指針

認知行動療法はいくつもの研究で有効性が実証されている。依存症の治療には重要な方法なので、アメリカでコカイン依存症の治療に使われているマニュアルの一部を紹介しよう。

患者と治療者の信頼関係が作られ、患者に「立ち直ろう」とする気持ちがあらわれたら、**表5-3**に示すような八つのトピックについて面談を進めていく。この面談では**図5-8**（238ページ）のようなマニュアルを読みながら話を進める。図に示したのは「一見関係なさそうな危険」というトピックのごく一部である。

このプログラムは外来で行われ、

図5-8　認知行動療法で使うマニュアル（一部）

私たちは日常生活の中でいろいろな決断をします。
それらは一見コカインの使用とは何の関係もなさそうですが……

ある晩、仕事を終えたジョーは妻のいなくなった家に帰るところでした。少しの間、いい景色を楽しもうとして、いつもならば左に曲がる交差点を右に曲がりました。そこにはジョーが以前よく通ったバーがありました。そのバーでジョーはコカインを買ったことがあったのでした。その晩は暑かったので、ジョーはコーラを飲もうと思ってバーに入りました。バーに入ると気が変わり、「自分の問題はコカインなのだから、ビールぐらいはいいかな？」と思ってビールを飲みました。ビールを２杯飲んだところで「たまたま」コカインを持っていた友人と出会ったのです。そして……

さて、この話の中でジョーが最初に「誤った」のはいつだと思いますか？
あなた自身の生活の中ではどうでしょう？

第８課　一見関係なさそうな危機に備える

何かを決めるときには、大きなことでも小さなことでも、次のことをやってみましょう。

- 他の選択肢はないか、すべての可能性を考えましょう。
- それぞれの選択肢について、その結果がどうなるか、良いことも悪いこともすべて考えてみましょう。
- 選択肢の中から１つ選びましょう。再発の危険をもっとも少なくするような安全な決定をしましょう。
- 「レッドカード」的な考えに注意しましょう：「こうしなければ」、「なんとかなるさ」、「たいしたことはないさ」

一日の生活の中であなたが行った意思決定をモニターする練習をしましょう。大きなことでも小さなことでもいいのです。それぞれについて「もっと安全な選択」、「もっと危険な選択」を考えてみましょう。

あなたが決めたこと	もっと安全な選択	もっと危険な選択
		（以下たくさん続く）

(National Institute of Drug Abuse, 1998)

患者は日常生活を続けながら、原則として毎週一回、カウンセリングに来る。全体は一二回から一六回で、それに一二週間以上かける。これまでのデータによると、一二週間（三ヵ月間）クリーンで頑張ることのできた人は一年後でもほとんど大丈夫だという。

一回の面接は一時間で、「20―20―20」というルールがある。つまり一時間を二〇分ずつ三つのパートに分ける。最初の二〇分は患者が主役で、患者の「語り」をメインにし、先週のことを振り返って、今の状況を言ってもらう。次の二〇分は、セラピストが主体になり、毎回何かテーマを決めて、教材を使いながら**表5―3**（237ページ）のようなトピックについて学ぶ。

ここで大事なのは教材に書いてある「一般的な話」を必ず「自分自身」に置き換えることである。**「誰か」のことではなく、「私」のことが重要なのである。**これをやらないと治療にならない。最後の二〇分は再び患者が主役になり、これからの一週間をどう過ごすか、どういう「面倒なこと」が起きそうかを話す。最後に「自分の行動を記録すること」やその日のテーマを「自分自身の生活に置き換えて考えよう」という宿題が出て、一回のセッションを終わる。

以上、「動機づけ面接」、「随伴性マネジメント」、「認知行動療法」と三つの心理療法を紹介した。これらには、（1）やり方がしっかり標準化され、マニュアルになっている、

（2）効果を実証するエビデンスがある、（3）行動を変えるテクニックの原理原則に忠実に従っている、といった特徴がある。

こういった方法は薬物以外の依存症にも使われるようになってきた。とくに認知行動療法は、もともとうつ病で考案されたものを依存症に応用したので、基本さえしっかりおさえておけば、いろいろな問題に応用できる可能性がある。本来は個別に行うものだが、最近では少人数の集団を対象にした認知行動療法のプログラムも作られている。「勉強のようでイヤだ」という感想を持つ人もいるらしいが、なごやかな雰囲気の中で進むので心配することはなく、効果は大きい。

そして、この「治療法が共通だ」というところが、薬物依存症と薬物以外の依存症が「似ている」と考えられる大きな根拠になっている。

第5節 自助グループ

自助グループとは？

　患者が心身ともに緊急事態を脱し、離脱症状が抜けて心理療法も進んでくると、次は生活の立て直しが課題になる。住むところはどうするのか？　仕事はあるのか？　仕事を探すためには手に職をつけることが大事だから、そのために学校に行く必要があるのではないか？　こういうことを考える段階に来たら、患者や家族の様子をみながら、福祉の専門家と一緒に生活を立て直す工夫をする。こういう活動を「ケースマネジメント」という。

　この頃になると、患者はそろそろ「自助グループ」に「つながる」。「つながる」とは、何らかの形で接触を作ることを言う。自助グループは厳しい規則のある組織ではなく、出入りは自由。ビギナーからベテランまで、さまざまなかかわり方をする人がいる。いろいろなかかわり方を総称して「つながる」というのである。

「自助グループ」とは何か？　それは文字通り、患者が患者を助ける組織である。そこには専門家はいない。先生が「指示」をし、患者はそれに「従う」という構造はない。

　専門家と患者のかわりに「スタッフ」と「メンバー」がいる。「スタッフ」は元メンバー、つまり自分もかつては依存症の問題で悩んだ人である。苦しい日々をくぐり抜けて来た経験からにじみ出る力が「後輩」を支える。後輩である「メンバー」は、先輩の後を追いかけ、自分もいつか依存症を克服した先輩として「次の後輩」を助けようと考えている人たちである。

きちんと運営されていれば、**自助グループにははっきりした治療効果がある。**自助グループの効果はエビデンスとして確立したと考えてよい。

自助グループは、ときに「駆け込み寺」のようなものと誤解されることがある。「あそこに行けばとにかく経験のある人が話を聞いてくれるのだろう」と思い込み、専門家の治療もほとんど受けていない人や家族が、インターネットの情報などを頼りに自助グループの門をたたく。自助グループはそれを追い返したりはしないが、本当は困っている。

なぜなら、前述のように、自助グループとは治療の後期になって社会復帰が見えた患者がつながるものだからだ。自助グループにつながったメンバーは、一方的に世話をされるだけの存在ではなく、いつかはスタッフとなって後輩の面倒を見るべく動機づけられている。その互助関係がなかったら、自助グループは成り立たなくなってしまう。

また、この頃では、薬物依存症以外のいろいろな依存症にも自助グループができている。ギャンブル依存症の自助グループ、DV被害者や加害者のための自助グループなどがたくさんある。それ自体はとてもよいことだと思うが、一方で、当事者や家族が自助グループにつながるのが少し早過ぎはしないか、と感じることがある。

まず専門家のカウンセリングを受けてからでないと、自助グループでメンバーが語る話が自分に重くのしかかって、かえって自分の心の傷が深くなってしまうおそれがある。また、人の話を受け入れる準備ができていなくて、ふとした言葉が突き刺さってつらくなってしまうことがあるかもしれない。それが心配だ。心の傷の痛みを止めて、立ち直るための手がかりをしっかり作ってから自助グループにつながるべきだろう。

自助グループの歴史

アルコホリック・アノニマス（ＡＡ）

自助グループが作られたのは、禁酒法による酒害抑制が結局失敗に終わったアメリカ、一九三五年のことだった。大恐慌で失業者があふれ、ニューディール政策で何とか持ち直したアメリカ。人々がスイング・ジャズに酔い、アル・カポネが黒塗りの高級車で夜の街を走り回っていた時代に、アルコール問題で悩む二人が運命的な出会いをした。

アメリカにはもともとキリスト教会を中心として禁酒を進める活動があった。ビル・ウィルソンは株の仲買人だったが、深酒で体を壊し、入院していた。そのときに教会の活動と出会い、しばらく教会の活動に関わって、同じように飲酒問題で悩む人を救おうとしたが、株取引で失敗し、また酒が飲みたくなった。このとき、「飲みたい」誘惑から踏みとどまるには「同じような悩みを抱えている人と出会うほかはない」と思い、電話帳をめくって探し当てたシスターの紹介で、ボブ・スミスという外科医と出会った。彼もやはり、飲酒問題に悩んでいた。

一九三五年五月、彼らは出会い、「一週間だけ酒を飲まずに過ごしてまた会おう」という約束をして別れた。約束はそれだけだった。一週間後、彼らは再会し、酒を飲まずにいられたことを喜び合った。一九三五年六月一〇日、二人は悩みと喜びをさらに多くの人と分かち合うために、仲間を探すことにした。

こうして作られた小さな集まりが発展して、「アルコホリック・アノニマス」（ＡＡ）という集団になった。「アノニマス」というのは「無名の」という意味である。

このグループに参加する人は、名前や身分を明かさない。どんなに社会的地位が高かろうが低かろうが関係なく、「アルコールの問題で悩み、そこから抜け出したい」と思っていることだけが参加資格である。活動のためには資金が必要だが、これは教会の集まりと同じように、参加した人の間で募金袋がまわり、参加者が献金する。

日本にもＡＡがある。キリスト教の影響を残すＡＡは日本にはなじまないようにも思われたが、一九七五年、東京の大田区蒲田でＡＡが公式に始まり、アルコール依存症で悩む人の生活支援など、まずは社会福祉的な活動から支持を広げていった。

断酒会

日本独自の自助グループもやはりアルコールの問題から始まった。その起源はアメリカのＡＡよりも古い。

一八八七年、浄土真宗の信者たちが「京都反省会」というものを作った。一八九〇年には「東京禁酒会」が結成され、それが一八九八年、「日本禁酒同盟」に発展した。そこから太平洋戦争をはさむ長い歴史があるが、戦後の一九五二年、日本禁酒同盟の山室武甫《ぶほ》がエール大学に留学し、ＡＡの考え方を学んで日本に帰り、日本にＡＡを紹介した。

この動きに影響を受けて、一九五七年、「東京断酒新生会」が生まれた。翌一九五八年、松村春繁の努力によって高知県にも「高知県断酒新生会」が生まれ、高知の呼びかけに東京が応じる形で、一九六三年に「全日本断酒連盟」が結成された。

全日本断酒連盟（通称・断酒会）の活動はＡＡを参考にしているが、日本の社会になじむようにアレンジされている。まず、匿名の組織ではなく、実名を名乗る。また、宗教的な色彩はなく、家族も参加する（ＡＡには家族は参加せず、家族のためには別の自助グループがある）。全日本断酒連盟は非常に整った組織で、定款、役員、事業計画、事業報告、財務などがすべて公開されている。まるで学会か会社のようだ。貸借対照表や収支計算書を見ることもできる。現在は全国に約一万人の会員を擁している。

現在の日本には断酒会とＡＡの両方がある。どちらが良いということはなく、どちらの治療効果がすぐれているといったこともない。双方、立派な活動を展開している。比較的自由でスピリチュアルなＡＡのほうが向いているか、伝統的な日本社会の特徴と整った組織力を持つ断酒会のほうが向いているかは、人それぞれといえる。

ダルク（DARC）

アルコール以外の薬物依存にも自助グループがある。

話は一九七八年にさかのぼる。この頃、キリスト教会が中心になって、マック（ＭＡＣ：メリノール・アルコール・センター、メリノールはカトリックの宣教会である）という施設が作られた。これはＡＡや断酒会とは違って宿泊をする「入寮施設」であった。つまり皆で合宿生活をしながら、酒を飲まない生活を学ぶわけである。

ところが、マックに入寮している人のなかに、アルコール以外の薬物問題を抱えた人、とりわけ覚せい剤依存の患者がけっこう含まれていた。その頃の日本は第二次の覚せい剤乱用ブームで、覚せい剤の問題が深刻になっていたのである。これをきっかけにして、覚せい剤依存症の自助グループが必要だという考えが強まってきた。

そこで、一九八五年、自らも覚せい剤依存症に悩んでいた近藤恒夫が「ＮＡミーティング」というものを始めた。「ＮＡ」の「Ａ」はＡＡと同じ、アノニマスという意味である。「Ｎ」は「ナルコティクス」のＮで、本来は「麻薬の」という意味だが、ここでは「アルコール以外のいろいろな薬物」という意味合いである。

最初はミーティングを開くだけだったが、それだけでは足りず、やはりマックのような寮が必要と考えられた。近藤は孤軍奮闘し、日暮里に一軒家を借りて「ダルクホーム」と名付けた。

「ダルク」は「ＤＡＲＣ」と書き、「ドラッグ・アディクション・リハビリテーションセンター」の略である。ダルクの活動には紆余曲折があり、大変な苦労もあったが、地道な努力が実って、全国各地に少しずつダルクが作られていった。近年ダルクの活動は急速に拡大し、現在では全国に約五〇ヵ所のダルクがあり、そのプログラムに参加している人の数はおよそ六〇〇人という。

ギャンブラーズ・アノニマス（ＧＡ）

自助グループの力が認められるようになるにつれて、前述のように、薬物以外の依存症にも自助グループが作られるようになった。

その中でもっとも活発に活動しているのは、ギャンブル依存症の自助グループである。これをＡＡにならって「ＧＡ」（ギャンブラーズ・アノニマス）という。

ＧＡの歴史はアメリカでは古く、すでに一九五七年からあった。

日本では比較的最近、一九八九年に横浜で第一回のミーティングが開かれ、同年、原宿に最初の自助グループが設立された。今では全国一二〇の会場で、毎週一回、あるいは二週間に一回のペースで定期的にミーティングが開かれている。中には女性だけのミーティングもあり、全国の六会場で行われている。

また、ギャンブル依存症にも入寮施設があったほうがいいという考えが起こり、二〇〇〇年、横浜に「ワンデーポート」という施設が作られた。

現在、アメリカには「セックス依存症」の自助グループもある。

日本でもいろいろな依存症の自助グループが徐々に立ち上がっている状況である。

自助グループでなぜ「救われる」のか？　～一二のステップ

自助グループにつながって「救われた」人は多い。その声をいくつか拾ってみよう。

三〇代後半、男性

会社の金を使い込んで覚せい剤をやっていた。何度も「クスリをやめます」と言ってきた。言葉だけの約束は簡単だ。だが実際には、やめてはスリップするということを何度も繰り返してしまった。ダルクでは「やめること」ではなく「やりたい気持ち」のことが話せる。ここは自分の考えや気持ちが話せる唯一の場所だ。

二〇代前半、女性

睡眠薬、風邪薬など、いろいろなクスリを使ってきた。最初のうちは自分のことを話すように言われてもうまく話せなかった。使っている薬物がまわりの人たちと違い、仲間の言うことが切実に感じられなかった。あるときスタッフに「仲間との違いじゃなくて、同じことだけを取り入れたら」と言われた。何日かクリーンな日々が続き、あるミーティングで誰かが「間違いだらけの人生のほうが人間らしくていい。これからも間違いを恐れず、やっていきたい」と話すのを聞いた。それから自分を責めなくなった。すると、仲間の言うことも素直に耳に入るようになった。

二〇代男性

風邪薬を乱用していた。最初のミーティングで「そうかそうか、ところで何本飲んできた?」と明るく笑われて面食らった。ダルクでは「薬物をやめることをやめなさい」「自分の意志の力は何の役にも立たない」「きみがやめられるかどうかは私にもわからないが、一緒にミーティングに一年出てみよう」など、意外なことばかり言われた。しかし、乱用は止まらない。クスリを飲んでからミーティングに出て、「また飲んできた。もう止まらないんだ」と言いながら泣いた。ところが、話し終わるとみんなが拍手した。何だかホッとして気が抜けた。六人部屋で仲間と暮らすようになり、初めて自分が自殺未遂したことを話した。相部屋の人にも同じ経験があった。「ここならやっていける」という感じがある。逃げなくてもいい現実がある。

（ダルクの刊行物より、一部改変）

自助グループには百戦錬磨の「先輩」がいるから、新参の人が「もう行き詰まった」と思い、涙ながらに訴えることでも、たいていは経験ずみだ。そこで、思いもかけない言葉をかけてもらえたり、行き詰まっていた考えをひっくり返すようなことを言われたりする。すると、自分の目の前に新しい世界が広がっているように思えるわけである。

心理カウンセリングには「共感」が必要だと言われるが、クスリにはまってどん詰まりになった経験や、ギャンブルで借金まみれになった経験を持っている心理の専門家は少ない（まったくいないわけではないだろうが、珍しい）。心理の専門家は、大学院を出て、資格試験に合格した、いわばエリートである。その人たちには、専門家のテクニックとしての「共感」はできても、心の底から「自分もそうだった」と言えるような「共感」は起こらない。自助グループの先輩にはそれができる。

しかし、自助グループの先輩は魔法使いではない。先輩たちが高い次元の洞察を持っているのは、それまでの地道な活動の結果である。その地道な活動は、**表5-4**に示すような「一二のステップ」に基づいている。

これは今から八〇年近く前に、ビルとボブが「ＡＡ」を始めるときに作ったものだ。ア

表5-4　12のステップ

❶ 私は飲酒（アルコール）がコントロールできなくなり、自分の人生もコントロールできなくなったことを認めます

❷ 私は自分を越えた力によって健康な気持ちが取り戻せることを信じます

❸ 私は自分の意思と人生を崇高な存在にゆだねることを決意します

❹ 私は自分と向き合い、自分の「心の棚卸し」をします

❺ 私はハイヤー・パワー（崇高な存在）と自分と他の人に対して、自分のあやまちをしっかりと認めます

❻ 私は自分の欠点をハイヤー・パワーに取り除いてもらう心の準備をします

❼ 私は自分の欠点を取り除いてくれるように崇高な存在にお願いします

❽ 私はこれまでに自分が迷惑をかけてきたすべての人々に償いをする気持ちを持ちます

❾ 私はこれらの人々に可能なかぎり直接の償いをします

❿ 私は心の棚卸しを続け、何か間違ったことをしたときにはすぐに認めます

⓫ 私は静かに考え、祈り、崇高な存在と心が通うように、そして、崇高な存在が為そうと思っていることを実行する力が自分にさずけられるように願います

⓬ 私は、この12のステップを通じて、精神的に目覚めることができたら、このメッセージを他の人に伝え、自分の行動のすべてがこのステップに従うように努めます

（中村，1982をもとに意訳）

ルコールにとらわれていた自分を認め、自分の心を見つめ直し、神の力を借りて、これまで迷惑をかけた人に償いをし、自分が感じた神の力を他の人にも伝えるという誓いである。もともとアメリカで作られたものだから宗教色が強い。

この「一二のステップ」は、その後いろいろな自助グループに取り入れられた。ダルクでもこれを使う。そのときには**表5―4**（２５１ページ）にある「飲酒（アルコール）」を「薬物」に変える。ギャンブル依存の自助グループで使うときには「賭け事」に変えたりする。

また、日本では「神」と言ってもピンと来ないことが多いから、ここを「ハイヤー・パワー」（崇高な存在）というふうに言い換えている。

活動の中心はミーティング

自助グループの活動が行われている場所は、ごく普通の家である。とくに「クリニックふう」あるいは「学校ふう」の感じがする場所ではない。

自助グループとのつながり方には、大きく分けて「入寮」と「通所」の二つがある。「入寮」している人はそこで暮らしていて、食事を作ったり掃除や洗濯といった日常生活の仕事は自分でやる。「通所」の人は、昼間は学校や仕事に出かけて、おもに午後や夜に通ってくる。医療機関で治療を受けながら自助グループに通う人もいる。こういう人は治療がある程度進んだ段階にあり、夜に自助グループに通っている。

自助グループの活動の中心はミーティングである。ダルクを例にとると、ミーティングは午前中に一回、午後に一回、そして夜にもう一回ある。結構忙しい。

ダルクのミーティングは形が決まっている。まず最初に、『薬物をやめたい仲間のために』というパンフレットの各節を皆で順番に朗読する。これが終わると、司会者がその時々のテーマを発表し、メンバーはこのテーマにそって自分の体験や感情を話す。

このときには「言いっぱなし、聞きっぱなし」という原則に従う。何を話してもよい。これが「言いっぱなし」。誰かが質問したり、批評したりすることはない。司会者が解釈を加えることもない。これが「聞きっぱなし」。こんなことでいいのかと思うかもしれないが、それでいい。この原則のおかげで、誰もが平等に話せる。また、「ここでは何を言ってもいいのだ」という雰囲気が確保でき、それが「心の居場所」につながる。

トークに突っ込みを入れる人がいると、おのずと「指導者」ができてしまう。そうなると自由に話せないかもしれない。また、「よくしゃべる人」と「黙っている人」の区別ができてしまうかもしれない。そうなると、「立ち直るチャンス」が平等でなくなる。

しかし、「言いっぱなし、聞きっぱなし」では、壁に向かって話しているようなものではないか？　手ごたえがないのではないか？　その心配はいらない。聞き手は、言葉には出さないが、うなずいたり、笑ったり、ときには泣いたり、そういう反応はする。それで話すほうも手ごたえを感じることができる。

ひととおり体験談の発表が終わると、全員で輪になって手をつなぐ。そして「平安の祈り」というものを皆で読む。

自助グループのこれから

ここまで述べたように、自助グループは依存症の治療において大切な役割を果たしているが、もちろんそこにはさまざまな問題もある。

まず、かなりお金がかかる。ダルクの場合、自費で運営されているので、場所にもよるが、入寮すると一ヵ月にだいたい七万〜一五万円かかるという。これは悩ましいところだ。誰がこれだけ払えるだろうか？　たとえば私の息子が薬物依存症になったからといって、毎月これだけ払うのは苦しい。ただし、これは実費である。ダルクは営利目的ではない。また、生活保護を受けている人にはそれなりの配慮がある。通所は無料というところが多いが、毎月若干（三〇〇〇円ぐらい）の運営費がかかるところもある。

それに、どうしても世間の評価が低い。ダルクには医師やカウンセラーがいるわけではないから、世の中から見ると「得体の知れない人たちがごろごろしている」と思えてしまうのである。

メンバーの中には、クスリの再使用、つまり「スリップ」を起こしてしまう人もいないわけではない。「スリップ」が起きたときには、これこそ本当に立ち直るいい機会で、「何があったのか？　どうしてほかの対処ができなかったのか？」をみんなで考える。ダルクではそういう手を打つ。しかし、世間はそうは見ない。

これについては、自助グループが世間と積極的に接触するのがほとんど唯一の解決策である。こういうグループが社会から孤立しているのはよくない。メンバーやスタッフが地域住民と触れ合う機会が多ければ多いほど、警戒や反発は弱まり、好感が生まれる。

そこで、ダルクはかなり積極的に薬物対策の事業を行っている。たとえば、学校に出かけ、自らを貴重な例として「クスリをやめよう」というセミナーを開くことがある。ボランティア活動を通じて人々の役に立ったり、出版物も出したりしている。刑務所で体験談を話すこともある。

ダルクはこれまで血のにじむような努力をしてきた。ケンカもあり、盗みもあり、脱走もあった。「落ちこぼれの吹きだまり」と思われてもやむを得ないような時期もあった。しかし、「落ちこぼれ」にこそ「吹きだまり」が必要だ。一歩進んで二歩戻り、二歩進んで一歩戻り、いろいろな修羅場をくぐり抜けて、落ちこぼれたちは「心の居場所」を確保してきた。そのおかげで、今ではダルクと警察、検察庁、裁判所（司法機関）、刑務所、少年院、保護観察所（行刑機関）などとの関係は非常に良い。

世間のイメージとは違い、ダルクは明るいところである。栃木ダルクの人と話をしたとき、メンバーがとにかくよく笑うので驚き、さわやかな感動を覚えた。

ダルクは薬物以外の依存症の治療と回復にも大切なお手本になる。そのためにも、「居場所の確保」から一歩進んだ活動を期待したい。

「治療共同体」というもの

依存症からの回復は、社会の中で再び生活と仕事・勉学などの場を見つけてこそ意味がある。そのためには、自助グループにつながって依存症から回復した後の現実的な課題、たとえば就学、就労などの問題を解決する施設があれば理想的だろう。

そのお手本になるような組織がアメリカにある。その歴史は古く、一九六三年、ニューヨーク州のスタテン島にウィリアム・オブライアン神父という人が立ち上げた「デイトップ・ロッジ」という施設が最初である。デイトップ・ロッジは安く売りに出ていた大邸宅を使った施設で、ずいぶん豪勢で立派だった。

ここでは自助グループと同じように共同生活をしつつ、「自助」から一歩進んだ整然としたプログラムにのっとった指導が行われる。それで「治療共同体」という。

オブライアン神父によれば、デイトップ・ロッジに入寮すると、「クスリをやらないこと」「暴力をふるわないこと」「セックスをしないこと」を誓い、規律正しい生活を学ぶ。セックスがどうしてダメなのか、不思議に思われるかもしれないが、ロッジにいる仲間はお互いに家族だと考えるから、セックスすると近親相姦になるのだという。

午前七時起床、素早く毛布をたたみ、朝のミーティングに出る……次々に課題があり、入寮当初からいろいろな作業をする。まずはトイレ掃除とか、鍋釜みがきとか、どちらかというと「苦しい」単純作業から始める。そういう作業を立派にやり遂げることができたら、次の段階に進む。段階が進むにつれて自由裁量でできることが増える。そのかわり責任も大きくなる。これは「行動習慣の形成」を応用したものだということがおわかりかと思う。この階層は非常に整った方式になっている。

しかし、これはやはり「自助」の一種なのである。なぜなら命令する人と命令される人が分かれているわけではないからだ。当たり前のことだが、体罰もない。「嫌悪刺激は使わない」という行動形成の原則が徹底しているのだ。皆で知恵を出し合い、問題は皆で解決して行く。スタッフも批判の対象になる。

また、デイトップ・ロッジは医療、福祉、教育、法律など、いろいろな分野の専門家と積極的に連携し、専門家の知恵を入れている。

さまざまな教育プログラムが充実しているのも特徴である。毎日、リーダーがホワイトボードに哲学や社会、思想といった本から一節を抜き書きし、そのテーマについて議論する。これは「抽象的で」「面倒な」議論の能力を身につけるためだという。実際、あまりスキルのいらない軽作業ばかり訓練しても、社会では役に立たないことが多い。卒業が近いメンバーには、スタッフが故意にストレスをかけることもあるという。数ある教育コースの中には、大学の単位が取れるものもある。

治療共同体は、「今、ここにいること」よりも「卒業して実社会に出ること」を重視した団体である。今では全米はもとより、ヨーロッパ、アジア、オーストラリアなど、世界中に広がっている。日本では数年前から海外視察という形で治療共同体の研究が始まり、いくつかの自助グループが治療共同体のポリシーを取り入れている。

依存症は苦しいが、依存症から抜け出したときに見える風景は明るい。自分がとらわれていた対象から自由になると、「世の中にはこんなに面白いことがあったのか」と思える。自助グループや治療共同体は、昔の患者たちに「楽しみの多い世界」を味わってもらうために存在している。

第6章

依存症と社会

第1節

依存症の予防

前の章で見たとおり、依存症の治療法は着実に進歩している。

とはいえ、いったん依存症になってしまうと、患者本人や家族の負担は大きい。回復までには苦労が多く、時間も費用もかかる。本当は、依存症にならないように予防線を張るのがいちばんいいのである。

そのためには、当人や家族に向けた対策だけでは不十分で、社会全体で取り組むべき課題が多い。薬物乱用の防止をはじめとして、射倖性《しゃこうせい》の高いギャンブルやゲームを警戒すること、ネットの節度ある使い方を覚えること、カップルがお互いを尊重することなど、若いうちにきちんと教えておけば、依存症の予防につながることはたくさんある。これには学校、職場、マスコミなどの役割が大きく、自治体や国の政策も大きな意味を持つ。

この章では、依存症を減らすために、これから私たちの住む社会がどんな工夫をすべきなのかを考えたい。

乱用を抑えるために

まず、薬物の乱用に各国がどのように取り組んでいるかを紹介する。薬物問題は何と言っても依存症の王道であり、これにどのような対策が効果的かということが、いろいろな依存症の対策を考える上で参考になる。

薬物乱用を抑えるための考え方は、大きく分けて二つある。

第一は、言うなれば厳罰主義である。危険な薬物流通の根絶を目指し、薬物の取引や所持を法律で厳しく規制して、「クリーン」な社会を目指す。世界的に見ると、アジア各国がおおむね厳罰主義を採っている。

第二は、ヨーロッパに多く見られる考えで、「娯楽的に」薬物が使われるのはある程度仕方がないとする主義である。根絶を目指すことをあきらめるわけではないが、せめてその使用者には「害」を減らすように指導する。

国際条約による規制

二〇世紀も半ばになった第二次世界大戦後、ようやく世界各国は協力して薬物対策に取り組むために行動を起こした。その主体になったのは国際連合である。

アヘンやコカインは国境を越えて流通する。だからまずは国際的な枠組みを作って、これらの薬物の流通にメスを入れようという流れが作られた。ただし、コカインはともかく、モルヒネやその親類の化学物質は医療に必要なものでもある。一律に禁止してしまえばいいというものでもない。

そこで、このような薬物の製造、輸入、使用などを国際的に規制し、必要と認めたものとそうでないものを分けて厳重に管理しようという考えが起こった。この考えのもとで国連が一九六一年に決めたのが「麻薬単一条約」という国際条約である。日本には一九五三年に作られた「麻薬取締法」があったが、この条約を受けて一九六三年に大幅に改正された。

この条約に大麻が入っていたことがその後、議論になる。大麻ははたしてアヘンやコカインと同じぐらい危ないものなのか？　今でもその議論は続いているが、少なくとも急性、慢性の神経毒性はかなりのもので、依存性を示す証拠も増えている。

なお、「麻薬単一条約」には覚せい剤の規制は含まれていなかった。しかし、日本では覚せい剤による健康被害が明らかになり、一九五一年に覚せい剤取締法が作られたことはすでに述べた。

薬物に関する情報が増えてくると、規制される品目も増える。ＬＳＤやサイロシビンのような幻覚薬、ある種の睡眠薬や抗不安薬も乱用されると健康被害を招く。しかし麻薬単一条約にはこういうものの規制条項も入っていなかった。そこで国連は一九七一年に「向精神薬に関する条約」を作り、こうした薬物の製造や輸入、使用も規制・管理することにした。この中には覚せい剤も含まれており、現在、覚せい剤の流通は世界的に厳しく規制されている。この条約にしたがって、日本の法律も「麻薬及び向精神薬取締法」に改められた。

薬物の乱用を規制するためには国際的な協力が必要である。だが、単に取り締まりを強化するだけでは意味がない。世界の国々の中には、乱用される薬物の原料になる植物を栽培しないと生計を立てられない農家がある。こうした国々に経済援助をし、作付けの転換をはかるのも大事な薬物乱用対策である。

流通厳罰主義　〜アジア

日本の「麻薬及び向精神薬取締法」によると、特別な許可がないかぎり、輸入、輸出、製造、製剤、小分け、譲り受け、交付、使用、所持、廃棄が一律に禁止されている。「覚せい剤取締法」の規定はもう少し複雑だが、輸入・輸出は絶対に禁止、製造、譲り渡し、所持などは許可のない人には禁止である。罰則まで読むと、どちらの法律でも「営利の目的で」輸出入、製造、譲渡などをやった人に対する罰則は、そうでない人よりも厳しいが、製造、製剤、譲渡と所持の間に目に見える大きな違いはない。

これはアジアの他の国々の最近の動向とは少し違う。アジアの国々では、薬物を供給する側には日本よりも厳しい処罰で臨むが、実際に乱用した人には治療優先の態度で臨んでいるのである。つまり、「乱用を防ぐ対策のかなめは流通を叩くことにある」という姿勢が明確になっている。

したがって、流通させた人への罰則はかなり激烈である。

たとえば、香港では危険な薬物の不正取引や製造は最高で無期拘禁になる。韓国では覚せい剤、ヘロイン、コカインの製造、輸出入が営利目的や常習的に行われていた場合の最高刑は死刑。シンガポールでもヘロイン、大麻、覚せい剤、コカインの無許可輸出入または不正取引の最高刑は死刑で、とくにヘロイン、モルヒネ、覚せい剤、コカインの無許可製造には死刑しかない。タイではヘロイン、覚せい剤、LSDなどの製造、輸出入には終身刑、販売目的で製造または輸出入したときには死刑と、死刑制度の是非はここでは議論しないが、基本的にはたいへん厳しい。

「不正な取引をしようとしていたわけではない」と言い張ったらどうなるか？

その場合も、一定量以上の薬物を持っていたら不正取引に関与していたものとみなされる。言い訳は通らないのである。これを「推定規定」という。その他、「むち打ち」のような身体刑や、財産没収などの収益剥奪の対策もとられている。

それでは、売るのが目的ではなく、薬物を自分で使っていた人はどうなるのか？

これに対してアジア各国では、この人々は犯罪者というより患者であり、治療が第一であるという考え方をする。シンガポールやタイでは警察が逮捕した段階で薬物乱用者を治療のプログラムに乗せる。つまり裁判まで持っていかない。このプログラムを「ダイヴァージョン（転換）・プログラム」という。香港とマレーシアは裁判の段階でダイヴァージョン・プログラムが開始される。これは刑罰ではないので、摘発された人に前科はつかない。韓国では乱用者は刑事罰の対象になる。しかし、検察官が「治療が必要」と判断した場合は、治療監護を裁判所に請求し、刑罰に加えて治療監護が行われる。

ハームリダクション（危害低減策）～ヨーロッパ

ヨーロッパの国々では、一九八〇年代から、薬物乱用者が注射器を使い回すことによるＨＩＶ感染が深刻な問題になった。この点から、オランダやドイツでは薬物乱用「ゼロ」を目指すのは現実的ではないと考えられるようになり、（1）薬物を使わないことが第一だが、（2）使う場合には注射はせず、（3）注射をするとしても注射器を使い回さず、（4）もし使い回すなら必ず消毒する、という段階を設けて、（4）－（3）－（2）－（1）の順に薬物乱用の危害を減らそうという考えが起こってきた。これを「ハームリダクション」という。「危害低減策」という意味である。

ハームリダクションの考え方に基づいて、合法的に薬物を注射する施設がドイツ、スイス、オランダ、カナダなどにいくつかある。ただし、こういう施設の中で注射が「野放し」になっているわけではない。

たとえばカナダでは、ブリティッシュ・コロンビア州に一ヵ所、ドラッグストアを改築した施設がある。中には一二の席があって、利用者は毎日午前一〇時から午後四時までの間に「注射室」に案内され、医療スタッフの監督と指導のもと、そなえつけの注射器具で持ってきた薬物を注射する。その後「相談室」に移動して感染予防などの応急処置をし、カウンセリング、自助グループ、治療施設などを紹介してもらう。注射する施設を使うことが奨励されているわけではなく、早く「卒業」できるような工夫がいろいろある。

オランダ政府は、ハームリダクション政策がＨＩＶの予防や薬物による急性死亡を減らすために効果があったと言っている。しかし、多少なら薬物をやってもいいと考えているわけではない。オランダではある種の薬物が「解禁されている」という声を聞くことがあるが、それは誤解である。二〇〇三年のＥＵ麻薬委員会でオランダ代表が述べた見解では、ハームリダクションは無策よりも良いが、ハームリダクションよりも治療のほうが良く、治療よりも予防のほうが良いという。

「ゼロ」を目指して悪戦苦闘するよりも現実的な施策に方向転換したほうがいいのか？それとも理想としては「ゼロ」を掲げて頑張ったほうがいいのか？　簡単に結論は出ないが、最近ではアジア諸国にもハームリダクションの考えを取り入れるところが増えてきたようである。

ドラッグコート（薬物法廷）～アメリカ

依存症になってしまった人は患者である。違法な薬物を使い、世の中のルールを破ったからには、ある程度の責任は取るべきだろうが、患者としての治療とケアのほうが処罰よりも大事である。依存症という病気を治さないかぎり、再び違法な薬物に手を出す可能性が高いからだ。

処罰よりも治療を優先させ、違法な薬物を使った人が一定の治療プログラムを受ければ前科にならない、という制度がアジア各国で導入され始めている。「犯罪者なのにどうして？」と私たちは思ってしまうが、これはもともとアメリカで一九八〇年代から発展してきた「ドラッグコート（薬物法廷）」という制度に基づいている。

ドラッグコートでは、薬物事犯で捕まった人々が通常の刑事裁判によって刑に服するのではなく、一定の監督のもとに治療とリハビリを受ける。

たとえば、私が薬物の使用で逮捕されたとする。また、私にはこれまでに重大な犯罪歴がなかったとする。その場合、ドラッグコートを使うか、通常の裁判を受けるかを自分で選ぶ。通常の裁判を選んだ場合は、もちろん収監されて刑に服する。

ドラッグコートを選んだ場合、私はまずケースマネジメントの専門家のところに行き、治療プログラムを決める。通所か入院か、ほかの心の病気を併発していないかどうかなどを細かく検討し、第5章で述べたような治療プログラムが始まる。しかし、それには「裁判所の監督のもとで」という条件がつく。裁判所には定期的に出頭し、現状を報告する。もしもこれを怠ると逃亡とみなされ、ただちに逮捕状が出される。

ここで定期的に出席する法廷が「ドラッグコート」である。ドラッグコートでは、たとえば前回から今までどうやって暮らしていたか、「クリーンな」状態でいられたかを報告する。そうすると、裁判官から何かちょっとした「賞」がもらえたり（随伴性マネジメントの考え方）、反対に「スリップ」した場合は、問題がどこにあったのかを考えるように言われたりする（認知行動療法の考え方）。ドラッグコートの裁判官は判決と理由を述べて終わりではなく、一種のセラピストと言ってよい存在だ。

ドラッグコートの大きな特徴は、検察側と弁護側が対立しないことである。罪はすぐに認め、ただちに治療手続きに入る。じつは、これが問題だという考えもある。もしかしたら無罪になるべき事情があったかもしれないからだ。しかし、薬物に関係する出来事で捕まったからには、何らかの形で薬物に接近していたと考えることはでき、「自分は使っていない」と思ってもそれを主張せずにドラッグコートのプログラムを受ける人もいる。

ドラッグコートが広まるにつれて、その問題点や限界も指摘されるようになった。ドラッグコートでは薬物乱用者の社会復帰まで面倒を見るので、通常の刑事裁判よりも手間がかかる。ドラッグコートの効果はいま検証されているところで、劇的な再犯率の低下には結びついていないというデータもある。ただ、医学的な見地からは単純な刑罰よりずっと良いとも言われる。いろいろな考え方はあるが、「治療が第一」という点では意見が一致している。

予防教育という取り組み

次に、依存症の防止への取り組みを見てみよう。そのためには若い人々に訴えることが大事である。そこで依存症防止対策は「予防教育」という形で行われていることが多い。防止への取り組みは、薬物依存症ばかりでなくギャンブル依存症やネット依存症についても行われていて、一定の進展が見られる。

薬物乱用の防止

青少年向けの薬物乱用防止教育には世界各国が力を入れている。

たとえば、アメリカでは国立薬物乱用防止研究所が「ティーンズ（一〇代）のためのWebページ」を立ち上げている（http://teens.drugabuse.gov/）。このページは非常によくできていて、脳の中を探検して歩くゲームのようなものや、**図6-1**（271ページ）のように「薬物をやりません」という意志表示をした図柄をダウンロードしてTシャツにできるサービスなどがある。そのデザインもやぼったいものではなく、なかなか洒落ている。このサイトのモットーは「薬物乱用の背後にある科学」をわかってもらうことだ。薬物はなぜ乱用されるのか？　なぜ乱用してはいけないのか？　科学的なエビデンスをわかりやすく紹介し、ていねいに説明している。しかも、デザインも美しく、楽しい。

日本では公益財団法人「麻薬・覚せい剤乱用防止センター」が作った「ダメ。ゼッタイ。」というサイトがある（http://www.dapc.or.jp/）。残念ながらその内容は、先ほど紹介したアメリカのサイトには遠く及ばない。これは啓蒙のサイトであると同時に、センターの活動を報告するサイトでもあるので、アメリカのサイトと単純に比較はできないが、いちばん勉強になるのが、いろいろな薬物のストリートネーム（俗称）がわかるページという、ちょっと皮肉なことになっている。

この日米の温度差の背景には、日本の薬物乱用問題が欧米に比べるとそれほど深刻ではないという事実があるだろう。

ただし、だからといって予防教育の教材がおざなりでいいということにはならない。日本でも、飲酒や喫煙が依存症の問題として認識されるようになり、こうしたものも含めた薬物乱用防止教育が必要と考えられるようになってきた。文部科学省は公益財団法人「日本学校保健会」に委託して、学校での薬物乱用防止教育を進めている。

この教育では喫煙、飲酒、シンナー、覚せい剤などの害を学ぶほか、中学校では「意志

図6-1　アメリカの薬物乱用防止教育サイトから

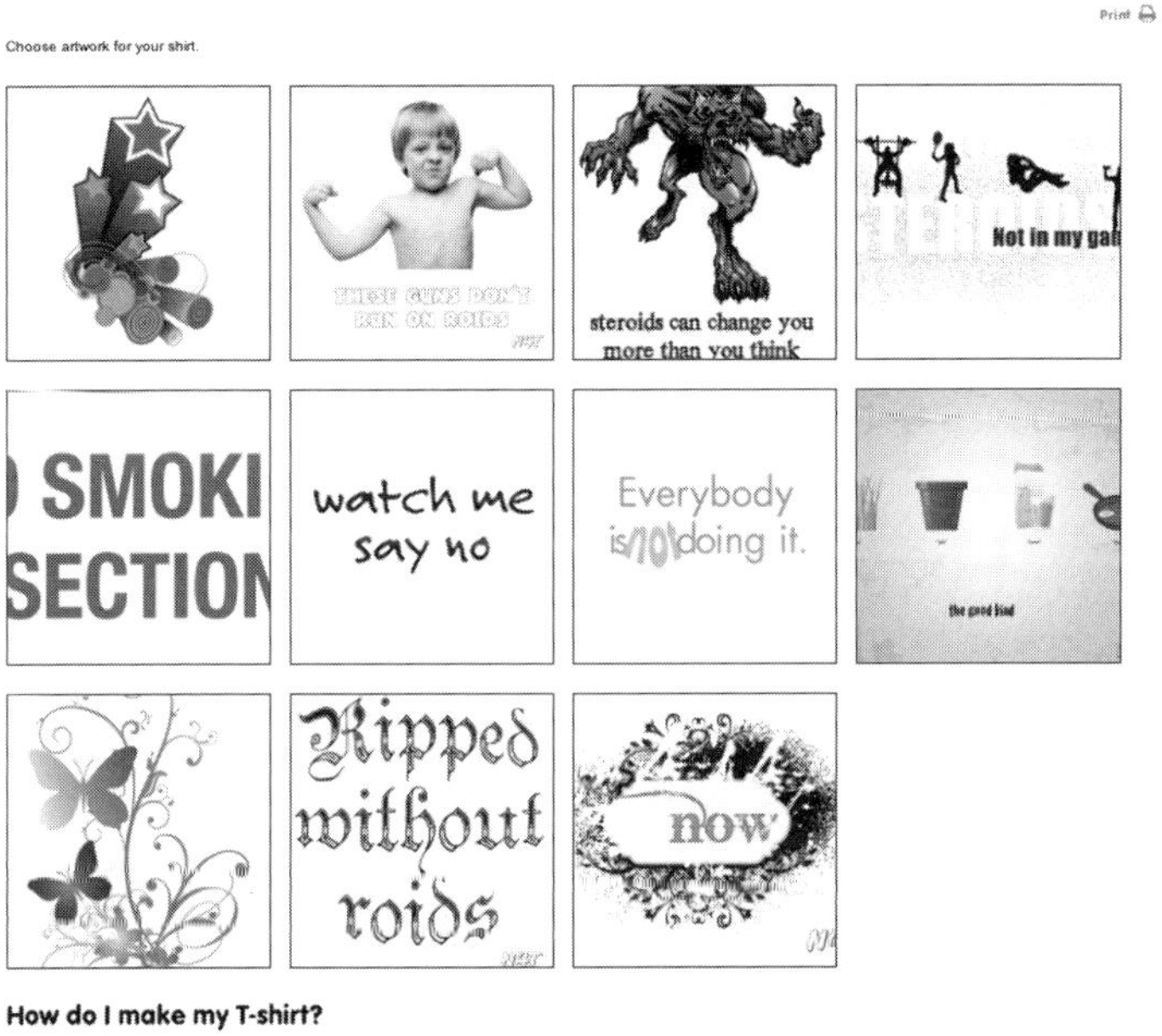
Print
Choose artwork for your shirt.
steroids can change you more than you think
Not in my game
SMOKI
SECTION
watch me say no
Everybody is not doing it.
the good kind
Ripped without roids
now
How do I make my T-shirt?

the U.S. National Institute on Drug Abuse

決定」「ストレス対処」「自己主張的コミュニケーション」（誘われたときの断り方など）と、かなり心理学的な内容を学ぶ。高校ではこれに「自己評価」が加わる（第2章で説明したような心理）。小学六年生では「病気の予防」という単元の中で、全部で八時間のうち二時間か三時間を喫煙、飲酒、シンナーにあてる。

しかし、私から見ると少し物足りないというか、偏っている感じを受ける。まず、文科省の学習指導要領では、薬物乱用防止に関わる内容は「体育（保健体育）」と「特別活動」に入っているが、もう少し理科と重ねて神経の働きや脳について教えてもいいはずだ。日本の教育は科学的に子どもたちを納得させる力に欠けている。

また、二〇一二年に文部科学省が出した「薬物乱用防止教室推進マニュアル」には「すべての中学校、高校において、少なくとも年一回の薬物乱用防止教室を開催すること」と書かれているが、このマニュアルでは「望ましい講師」「必要な視点」「不必要な情報」が細かく決められている。私の印象では、このマニュアルは依存症を医学的な問題というより社会の決まり事（規範）を守るかどうかという意識の問題ととらえ、依存症になった人は規範意識の薄い「悪い人」という見方をしているように思われる。

たとえば、「望ましい講師」は、警察職員や麻薬取締官OB、学校医・学校薬剤師、教職員・民間奉仕団体などの人となっており、医学関係者は入っていないのである。

また、「必要な視点」とは、「『乱用される薬物は、使用することはもちろん、所持することも禁止されている。』という曖昧さのないメッセージが必ず含まれること」「害や怖さのみを強調するのではなく、『薬物等の誘惑に負けない気持をもつことが充実した人生につながる。』という積極的なメッセージが含まれていること」という。薬物の科学的な性質よりも「禁止されている」ことが大事という考え方である。

「不必要な情報」とは、「薬物乱用に関する行動について『いいわけ』の口実を与えるような情報」「薬物の入手方法や使用方法を教えるような情報」「薬物乱用者や薬物依存の患者の治療、更生、社会復帰のための情報」などだという。前の二つはともかく、なぜ治療、更生、社会復帰などについて教えてはいけないのだろうか？　おそらく「依存症になっても治療できるし、社会復帰もできる」となると、子どもが「それならば手を出しても構わない」と思うかもしれないと考えてのことだろう。これはずいぶんと子どもを信用していない考えであり、依存症治療、更生支援、社会復帰支援のために日夜頑張っている専門家の努力を軽視している。

私は、始めから正解とされていることを何度も子どもの頭に刷り込むような教育の有効性は限られていると思う。対象が幼児ならばともかく、中学生や高校生相手には、自分の頭で考えさせる教育のほうが有効なはずである。

ギャンブル依存症の防止

薬物以外の依存症についても、予防教育は進んでいる。

ギャンブル依存症について、日本ではこの頃、薬物依存とセットで各地の指導者研修会のようなところで取り上げられることがある。学校の先生だけでなく、保健師なども参加しているが、そういった機会はまだそれほど多くない。

世界的にも教育の現場でギャンブル依存症の防止が扱われている例は少ない。ただし、アメリカ、カナダ、イギリス、オーストラリアには効果の実証された例がいくつかある。

そのひとつが、カナダのアルバータ州で行われた「スタックト・デッキ（Stacked Deck）」（行き詰まりのカードの山、というほどの意味だろうか）というカリキュラムである。

これは、日本でいうと高校生にあたる年代を対象とした五〜六回の教育プログラムで、ギャンブルの性質、本当にトクをするのは誰か、「問題な」ギャンブルの徴候・危険因子・原因、良い意志決定と問題解決のスキルといった内容を学ぶ。ギャンブルを「すべてやめよう」というわけではないが、利得と損失を考えた「スマートなギャンブラー」を目指すためのものだという。

このプログラムは、ギャンブルの抑制に効果があった。これを受けた一〇校、九〇〇人ほどの高校生と、受けていない四校三〇〇人ほどの高校生を四ヵ月にわたって比較したところ、プログラムを受けた高校生の態度は、ギャンブルに対して否定的なほうに傾いた。ギャンブル全般と「問題な」ギャンブルへの知識が深まり、ギャンブルへの誘いへの抵抗が高まり、意志決定と問題解決のスキルが向上し、ギャンブルをやる頻度や問題のあるギャンブルの比率が減った。

ただし、リスクのある行動一般への関与には違いはなかった。危険な行動一般についての態度が変わっていなければダメではないかと思われるかもしれないが、じつはそうではない。これは教育の効果を「検証する」ときに大事なことなので、少し補足しておく。

日本では教育の目的というと、たくさんのことを並べるのがはやる。「○○および□□の態度を養成し、○○と◇◇を身につけさせ、もって健全な○○ならびに△△を育てる」といったような、長々とした目的をよく見る。これはもう、作文の世界だ。ところが、第5章で述べたように、行動習慣を形成するときの目標は、特定のこと（ひとつとは限らないとしても）に絞られているべきなのである。具体的に目に見える行動を目標にするからこそ、教育プログラムに効果があったかどうかが判定できる。

「スタックト・デッキ」はギャンブル依存を対象にしたプログラムだったから、ギャンブル「だけ」に効果があるように設計されている。「一般的にリスクを回避する傾向を育てる」のが目的なら、そのようにプログラムを設計する。ギャンブルに特化したプログラムで一般的なリスク回避傾向ができてしまったら、失敗なのである。

ネット依存症の防止

ネット依存症についてはどうだろうか？　インターネットや「ケータイ」への依存症については、文部科学省が「情報モラル教育」を進めている。

「情報モラル」とは、ネットに向けて自分が発信する情報に責任を持つこと、飛び交う情報の洪水の中で自分や他者の権利を尊重すること、ルールやマナーを守ること、情報セキュリティや情報の安全な利用に努めることなど、ネット社会で生きて行くうえでの心構えやスキルのことである。

文科省では二〇〇七年にそのモデルカリキュラムを作り、小学校低学年から高等学校までのそれぞれの段階に応じて、地域の学校がこのカリキュラムを参考にして児童・生徒を指導するように勧めている。

このモデルカリキュラムや、CEC（財団法人コンピュータ教育推進センター）が実施した学校の先生のための指導者養成事業の報告書を読むと、「使い過ぎに注意」という形で「ネット依存症」への警鐘が鳴らされている。

また、文科省のカリキュラムは「著作権を守る」「個人情報を慎重に扱う」「相手をよく確かめる」といったリテラシー向上の教育としても位置づけられている。依存症だけをことさらに大きく取り上げるのではなく、全般的なリテラシーを高める教育の中で依存症に触れてある。今のところ「ネット依存症」だけが突出した問題ではないから、これはいいことだと思う。

ただし、「ネット依存症」の問題が「ゲーム」にあることがわかってきた現在では、「使い過ぎに注意」ではすまされない問題が起こっている。その予防には、前項で紹介したカナダのギャンブル依存症の例のような教育が必要だろう。

このように、学校の生徒たちを依存症の対象から守る教育はだんだん進んできた。しかし、日本の教育はまだ精神論というか、「心構え」を教える色合いが強く、子どもたちの批判力を育てる視点が少ない。効果を実証する研究も少ない。また、学校だけが教育の場ではないので、家庭や地域に依存症防止の根を広げていくことも大事である。

第**2**節　治療と予防のための「連携」

専門の垣根を越えて　～司法と医療、精神医学と心理学

依存症の対策にはいろいろな領域の専門家がかかわっている。それぞれの専門家の視点は微妙に違う。しかし、視点の違いを生かしながら、密接な連絡をとり、情報を交換しながら力を合わせることが大事である。たとえば、ドラッグコート（２６７ページ）は司法の専門家が医療の領域に大胆に踏み込んだものだ。

薬物依存症に対する考え方は、以前は司法と医療で大きな違いがあった（２７８ページ**表６−１**）。

表6-1　司法と医療の考えの違い

	司法の考え	医療の考え
薬物依存者とは	責任を担える自由意志を持っている	薬物使用をコントロールできず、もはや自由意志は隠れている
依存症になる原因は	意志の弱さ	意志では制御できない病気
介入の目的は	教育、贖罪《しょくざい》、社会防衛	本人の回復
立ち直るきっかけは	反省と決意	断薬の決意と「自分から何とかする」という前向きな思い
立ち直る方法は	規範意識の覚醒、強い意志の涵養《かんよう》	医療や心理のサービスを活用し、自助グループに「つながる」
家族の役割は	依存者の監督	共依存関係を断ち切り、本人にゆだねる
再発とは	意志の弱さ、反省のなさ	回復に至るひとつの課程

（小沼，2000を改変）

司法の考え方では、人間というのは大人になると理性もあり、自由な意志もある、その上で薬物に手を出しているのだから、まずは規則を破ったことに対する責任を取り、意志の力で依存という状態を克服するべきだと考える。それに対して医療は、依存症ということは、その自由な意志や理性がうまく働かなくなっているのだから、まずは回復のための支援が必要だと考える。回復していない状態で処罰しても「運が悪かった」と思われるだけかもしれない。

こういう考え方の違いが具体的な施策にもあらわれて、たとえば刑務所のような矯正機関では治療やカウンセリングはやってもらえなかったのである。日本の、刑務所に収容された人をどのように処遇するかという法律は、なんと明治時代に作られたものであった。これがようやく二〇〇六年に改訂され、その後は薬物事犯の心理教育ができるようになった。

もっとも、薬物による精神中毒症状が出ている状態で罪を犯した場合、心神喪失や心神耗弱が認められていいのかという問題はある。これについては、そもそも薬物を使う前にはそれなりの意志があったのだから、「原因において自由な行為」という見方をし、相応の責任能力を問うのが当然と私は思う。

ただし、重症の依存症になると自分が処罰を受けていることの意味がわからない。これではいかなる厳罰にも効果はないので、なんとか重症になる前に手を打ち、**依存症の人を孤立させずに支援の人の輪の中に取り込むことが大事である。**この点では、多くの専門家の意見が一致している。

また、依存症の治療には精神医学と心理学の専門家がかかわっている。心理学と精神医学は、心の病気に対して違った考え方をする。医学は基本的に病気を治すものなので、どこが病気なのか、どこに悪いところがあるのかを突き止め、外科のようにその悪い部分を取り除くか、薬などを使って損なわれた機能を正常に戻そうとする。

それに対して心理学では「どこが悪いのか？」という見方はしない。一人の人間の中には良いところも悪いところもある。それらを抱えたうえで、全体として健康な方向に向かうのを助ける。心理学には「診断と治療」という考えはない。

図6-2　医療と心理の連携のイメージ

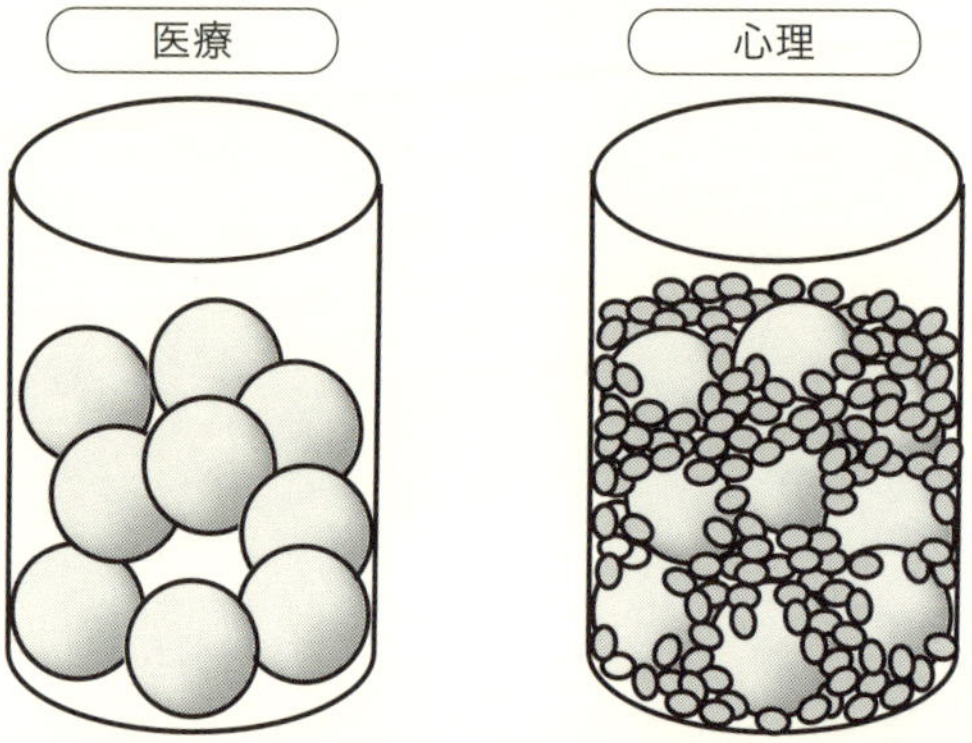
強力だが粗いところがあり、
医療では埋められない
隙間に入っていく

これはどちらが正しいとか良いとかいうことではない。医療には医薬品や標準的な治療のアルゴリズム（設計）といったように、強力な手段がある。しかし、人間一人一人を見るという点では粗いところもある。医療と心理の連携について、私は**図6-2**のようなイメージを持っている。医学的な治療は、検査や診断に基づき、ときには治療薬なども処方し、強力に進む。短期間で目標に接近するには良い。しかしそれは、瓶（これが患者）の中にガラス玉を放り込んでいくようなイメージで、どうしても隙間ができてしまう。その隙間に細かい砂粒を詰めるように入っていくのが心理学的な支援である。

いずれにせよ、うまく連携を取っていくためには、ときに激論も必要だ。考え方が違うからとはっきり分業してしまい、お互いが殻にとじこもって話し合うこともしないのでは、患者にとって良くない。

連携が必要ということは、もう何年も前から言われてきたが、現実にはなかなかうまくいかなかった。だが、ここ数年で状況は次第に良くなってきた。ここで重要な役割を果たしたのは、医療を支える「コメディカル」と呼ばれるスタッフ、つまり看護師や保健師といった人々であると私は考えている。

コメディカルの人々は精神医学と心理学の中間のような立場にいて、治療の現場で両者をつないでいる。保健師は地域の問題にもかかわるので、さらに福祉の立場もわかる。しかも、数が多く、勉強熱心な人が多い。さまざまな専門家が連携して依存症対策にあたるときに、コメディカルは最も頼りになる人々と言える。

患者と治療者の連携

しかし、専門家だけが頑張っていても本当の連携にはならない。連携の輪の中には患者本人や家族が入ってくるべきなのだ。

本人や家族を入れた連携とはどういうことだろうか？

本書では、依存症の心理的なメカニズムや治療の原理を細かく説明した。そういうことは治療や支援にあたる専門家だけが知っていればいいとは思わなかったからである。

患者や家族は、「先生が言うんだから間違いあるまい」と治療者任せにせず、「これはどういうねらいの治療なのか？」「それにはどういう意味があるのか？」をたずねるべきだ。そのためには、ある程度の知識が必要になる。何だか納得できないが、自分の立場は弱いから、この場はひとまず医師や心理士の言うことを聞いておこう、というのが最もいけない。**患者が積極的に治療にかかわることが、治療者との連携につながり、ひいては治療効果を高めることになる。**

もちろん、専門家の側も患者や家族に対して「いま、あなたはこういう状況にある」「この治療にはこういう意図がある」ということをはっきり示してから実行すべきである。

あるとき私はラジオで薬物依存症の治療を受けた芸能人の話を聞いた。その人は「こっちはクスリをやめて頑張っているのに、クスリを思い出させるようなつらいことばっかりやられて、腹が立った」と言っていた。私は、「ああ、治療者の意図が伝わってないな」と思った。「それはわざとやっているのです」と言ってあげたかった。

退院して世の中に出て行けば、クスリを思い出すようなことがたくさんある。昔の仲間に会うかもしれない。仕事がうまくいかず、ついついクスリのことを考えてしまうかもしれない。売人の電話番号がケータイの中に残っているかもしれない。そういう「危機」がやってくるから、そのときにどうするかをしっかり身につけてもらうことが必要で、そのためにわざわざ「思い出す」ようなことをやるのである。この場合には、治療者がその意図をもっとはっきり伝えるべきであった。

患者と治療者が連携する具体的な方法はいくつかある。たとえば、治療プログラムを作るときに、患者当人の力を借りたり、治療スタッフの一員として加わってもらったりするのも一つの手である。もちろん、患者の重症度や、すでに回復した人なのかどうか、どのようにかかわってもらうのか、どの程度かかわってもらうのかなど、考えなければならない問題はあるが、やってやれないことではない。第5章で紹介した「デイトップ・ロッジ」が自助グループから治療共同体に踏み出すことができたのは、当事者自身に回復のプログラムを作っていく力があったからである。

社会との連携

最終的には、地域や学校、職場が依存症から回復した当事者を受け入れるかどうかが「連携」の仕上げになる。

現状では自助グループが連携の要になっている。たとえば薬物依存症の自助グループのメンバーは学校や地域のイベントなどで体験を話し、薬物乱用防止に一役買っていることはすでに述べた。また、ボランティアとして地域のイベントを盛り上げることもしている。学校や地域のほうでも、こういった動きを歓迎し、自助グループの申し出を受け入れている。大手の酒造メーカーの中にはアルコール依存症の自助グループと定期的なミーティングを開き、依存症を助長せず、アルコール飲料を楽しんでもらうためには何が必要か、意見交換をしているところもある。こういう動きをもっと発展させることが重要だろう。

それから、「元依存症」の人々を、そうでない「私たち」がどういう目で見るかがカギになる。「前歴がある」と聞いて偏見を持ったり、「また何かやらかすのではないか？」と思うのではなく、「前歴があっても頑張った」ことを評価できるだろうか？ **問われているのは「元依存者」の態度や行動だけではなく、「私たち」の態度や行動でもある。**

患者や家族は何のために頑張って治療を続けているのか？ それは学校や地域、職場に再び受け入れられて、これまで失った分も含めて、幸福な人生を取り戻すためだ。

治療や支援にたずさわる専門家は何のためにミーティングを繰り返し、文献を読み直し、レクチャーを受けて患者と向き合うのか？ それは自分の担当してきた人が「卒業生」として元気よく社会の中に出て行き、活躍するのを見届けるためだ。

本書で予防的な対策の必要を訴えてきたのも、依存症という回り道をして、お金も時間も無駄にせずにすむようにするためである。この点に関して言うと、社会を「クリーン」に保つためにたくさんの落伍者を作るようなしくみは間違っている。ここでいう「社会」とは、学校や会社、隣り近所といったような、目に見える組織のことだ。

たとえば学生が大麻事犯で検挙されたとする。そうすると大学は早々にその学生を退学処分にしてしまう。これは間違っていると思う。大麻の有害作用がいろいろ知られるようになったとはいえ、「大麻はそんなに悪くない」という意見を持っている人もいるはずだ。大学の中には欧米の社会事情にくわしい教授たちもいるだろう。脳の研究をしている生理学者や医師もいるだろう。だったらなぜ、学生の検挙という事例をとらえて学問的なディベートをやらないのか。二〇歳やそこらで学校から放り出された若者の将来を案じることもないのだろうか？

もちろん、明確に社会のルールに反した人を無条件で受け入れるべきだと言っているわけではない。多くの抵抗があることも理解できる。しかし、私たちはそんなに「立派」で「まとも」だろうか？　ふとしたきっかけで依存症になってしまった人たちは、私たちの隣人だ。専門家のケアを受け、自助グループの仲間ともつながったからには、その人はもう昔の「あの人」ではない。長い旅から帰ってきた人を、「お帰りなさい、お疲れさま」と受け入れるのが隣人として当然のことではないだろうか。

第3節

依存症から見えてくるもの

依存症は特別な病気ではない

依存症の間口は広く、奥は深い。

依存症のきっかけは、さりげない日常生活の楽しみのような顔をして私たちの生活を取り巻いている。ふわりとした酒の酔い心地、パチンコ店の華やかな喧騒、インターネットで見かける「クスリ」の体験談……こうしたものは、とりたてて感興も与えずに私たちのそばを行き過ぎる場合もあるが、ふとしたきっかけで私たちの異様な関心を引く場合もある。これが「間口が広い」と言った理由である。

そして、**ひとたび依存症になってしまったら、放っておけば人は死ぬ。**文字通り、身体的に死んでしまう場合もあるし、借金や犯罪を繰り返して社会的に死んでしまう場合もある。人はその「どん底」に蟻地獄にとらわれたようにずるずると落ちて行く。人をそこから救い出そうとすれば、医療、心理、福祉などの専門家が莫大な労力を出し続けなければならない。これが「奥が深い」と言った意味である。

しかも、依存症の対象は次から次に増えて、私たちを誘惑する。薬物の場合でいえば、今日では、第3章で説明したような薬物はすでに古典的で、それらが持っていたある種の効果を強めた「合成ドラッグ」が出回っている。しかもその種類は増え続けている。そして、ギャンブルやゲームはますます魅力的に、射倖的に、刺激的に進化している。

人の欲望と依存症

依存症の対象は、人間の欲望のあらわれである。

たとえば、人間は歴史の中で絶えず化学物質が与えてくれる酩酊感や多幸感、高揚感や鎮静感を求めてきた。薬物依存症の人が依存する対象を、「塩酸メタンフェタミン」とか「5－メトキシ－N，N－ジイソプロピルトリプタミン」（これは、そのスジで「ゴメオ」といって乱用されている化学物質である）といった「モノ」であると考えるのは間違いで、その「モノ」が与えてくれる精神的、身体的な効果であると考えるべきである。その効果に私たちは魅せられる。

依存症を知ると、人間が何に対して欲望を抱いてきたのかがわかる。

働かないで大金を手にしたいという欲望が私たちにはある。だから賭博が生まれたのだろう。見ず知らずの人とでも仲良くなりたいという欲望もある。自分の好きな人とは思い通りの関係を結び、相手に自分の好むような振る舞いをさせたいという欲望もある。そういった欲望が、ギャンブル依存症、ネット依存症、セックス依存症と呼ばれるものにつながっているのだろう。

もっとも、それらを「たくさんの欲望がある」と見るべきなのか、あるいは、一〇〇年ほど前にフロイトが描いてみせたように、根本はただ一種類の欲望で、それがいろいろな要因で色とりどりの多様な欲望になっていると見るべきなのかは、まだわからない。

もっと考えると、依存する対象が満たしてくれる欲望は、本当に私たちが望んでいるものではないのかもしれない。依存の対象は何かの手近な代用品だということもある。本当に望んでいることは何なのか？　そんな疑問に対する答えが簡単に出るはずはないが、「この人が本当に欲しかったのは覚せい剤でも、覚せい剤の与えてくれる興奮でもなかったかもしれない。本当は何だったのだろう？」というふうに考えると、依存症から抜け出す手助けをするのにも役立つ。そうしてまた、人間は何が欲しくて生きているのかといった「哲学的な」問題を考えてみるのも、ときにはいいことではないだろうか。

治療で幸福になれるのか？

依存症の治療には、行動を変えていくテクニックが使われている。第5章で説明した心理療法の起源は、動物の行動訓練だった。こう聞くとぎょっとされる方がいるかもしれないが、人間の行動を目に見える形ではっきり変えるには、こういった方法が最も効果的なのである。

問題は、それらの方法は非常に強力なので、人の行動をどのような方向にでも変えてしまえるということだ。「動機づけ面接」を行って、これまでの自分の考えや態度の小さな矛盾に気づく、「随伴性マネジメント」で特定の行動を形成する、「認知行動療法」で行動を生み出す考え方を変える……。

こういったテクニックを使えば、劣悪な労働条件で働かされている人をさらに過酷な競争に追い込んだり、学校に通っている子どもたちがみな同じ考えを持つように仕組んだり、ある商品を手にとらなければ気がすまないように消費者の行動を駆り立てたり、世論を一定の方向に誘導したりするのはそれほど難しくない。これは単に想像上の話ではなく、販売促進や人材育成などにはすでに部分的に応用されていることだ。

行動変容のテクニックが、怪しいねらいを持った人に悪用されると、強権的な独裁社会を招いてしまう。誰かが「人々の顔を右に向けよう」と思えば、動機づけ面接、随伴性マネジメント、認知行動療法といったテクニックはそのために利用（悪用）できる。鋭い文明批評眼を持ち、同時に豊かな文学性を持ったオルダス・ハクスレーは、行動変容のテクニックが極限まで進んだ世の中を『すばらしい新世界』（一九三二）というＳＦ小説に書いた。その世の中には人々の自由意志はなく、人民の行動や感情は為政者の思うままに操られてしまうのであった。

幸いなことに、ハクスレーが嫌悪した独裁社会は現実の世界では崩れたが、もっと巧妙なテクニックになって、いつの間にか私たちの行動をコントロールしていることはあり得る。自分ではそれに気づいていないということも考えられる。

目的が治療だから、強力な行動変容テクニックを使うことも正当化される。しかもそれは「救われたい」という患者自身の気持ちを実現するほとんど唯一の手段でもある。

そうすると、というか、だからこそというべきか、「治療とは何なのか？」を考えなくてはならなくなる。

これまでに述べた「治療」の目標は非常に単純だった。たとえば学生であれば、学校に通い、授業に出て、試験を受け、卒業できるだけの単位を取ること。会社員であれば、定時に出勤し、就業規則に違反せず、命じられた業務をこなし、部下や同僚、上司の期待にこたえる成果をあげること。それを「社会的に機能する」と言った。とりあえず、依存症になった人はそこに戻す。それが行動変容、つまり「治療」の目標である。依存症になりそうな人は、そこから脱落しないように支える。それが「予防」である。

しかし、治療を続けるのが「幸福な人生を取り戻す」ためだとしたら、そのような単純な目標だけでいいのだろうか？

究極の依存症対策

依存症を治療して「そこに戻す」、依存症になりそうな人は「そこから脱落しないようにする」の「そこ」というのは、今のこの日本といってよい。とりあえず、それしかない。たとえそれがいかに退屈で、面倒で、景気も悪く、生活も苦しく、思わず誰かをいじめたくなるほど空気の澱んだいやな世の中であっても、ここ以外に生きるところはない。

そうなると、**究極の依存症対策として考えるべきことは、この世の中を住みやすい方向に変えることである。**

すでに見たとおり、依存症を生む背景には貧困や格差といった経済問題がある。そこに目を向けず、依存症が「不品行な」一部の人の問題であると考えて、強力な治安維持機構を働かせれば、世の中はますます住みにくくなって、巧妙に隠れた依存症が重症化する。しかも、暴力団など、依存症の人々を利用して不当に儲けようとする人がいるので、依存症を「なくす」ことはなかなかできない。

政治や行政にたずさわる方々が出席される「薬物乱用撲滅！」といった趣旨のセミナーなどに呼ばれるたびに、私は雇用対策と暴力団対策をお願いしてきた。しかし、これまでのところ、私のそのような結論は概して不評だったようだ。依存症の背景に話を持って行くのではなく、「心がけ一つで薬物乱用は防止できる」という話にしてほしいようで、「きまりを守る正しい心と誘惑に負けない強い心が大事」、これで話をしめくくれば評判も良かったのであろう。

しかし、私はどうしても、もう一言、余計なことを言いたくなる。長く苦しい治療を経て帰ってきた人々が「良かった」と思えるような世の中であってほしい。帰って来た世の中が灰色で暗く冷たく、「これなら極彩色の毒の中のほうが良かった」と思われては、治療が治療にならない。

どんな世の中が良いのかについてはまったくの門外漢であるから、具体的な政策や経済、外交などについて私が何か言うことはできない。しかし、これまでに述べたことに基づいて、それは「居場所感」や「自己効力感」を感じることのできる世の中だ、と言うことはできる。つまり、自分が落ち着いて未来について考えることができるような社会、少なくともその展望が持てる世の中、また、勉強や労働が相応に報われ、自分の行動と成果との間に「随伴性」を感じることのできる日本ということである。これを作らなければ、いくら教育や治療や対策を強化しても、依存症は減らない。

社会のしくみなどというものは、私たちには作ることも動かすこともできないもの、誰かが作って押し付けてくるもの、従うほかに道はないもののように見えるが、案外そうではないのかもしれない。労働者派遣法や労働契約法が改正され、不安定な身分の人を好きなように雇ってはクビにすることは、だんだんやりにくくなってきた。この背景には、突如として契約を切られて困った人たちが地道にあげ続けてきた声があった。

もちろん、一筋縄で状況が良くなっていくわけではないし、雇用する側は巧妙に「声」を分断するような手を打つだろう。しかし、黙ってしまってはいけない。黙って酒やバクチに逃げるのはもっといけない。

まわり道のように見えるが、誰にとっても暮らしやすい世の中をデザインすることが、本当に意味のある依存症対策だと思う。

あとがき

私の友人にも、疲れて傷つき、崩れそうな心を何とか支えている人がいる。彼はときどき私に、「ラッシュっていいんだよね」「大麻は悪くないよね」と言う。そんなとき私は、「そうでもないんだよ」と言いつつ、彼に「何とか『あっち』へ行かないで」と祈るばかりだ。臨床の専門家ではない私には、祈ることしかできない。

本書はそのような「祈り」を届けようと思って書いた。もともとはもう少し単純な神経科学の解説にするつもりだったが、思いのほか臨床的な話題が増えた。こうなると苦労が多く、執筆には予想外の時間がかかった。

ことに困ったのは随所に挟んだ臨床例である。精神医学や心理学の本でこのような例（ケース）を紹介するときには、本人や家族の同意を取った上で、何件かの話を混ぜ合わせ、誰のことだかわからないようにする。本書もこの原則に従ったが、私が直接同意を取ることのできる人は非常に少ない。結局のところ、八百数十点にのぼる内外の文献を漁り、そのケースを抜き書きして合成した。これまで実験報告を書いてきた私にとって、架空の話を書くということは非常な苦痛であった。このためにたびたび筆が止まり、関係者にはご迷惑をおかけした。

私の出身大学では、文学部の心理学科と医学部の精神医学講座が共同して覚せい剤精神病を研究していた。私がこれまで依存症に関係する仕事を続けてきたのは、この伝統に従ったものとも言える。本書はその一応の仕上げである。本書が出来上がるまでには、心理学、薬理学、精神医学、神経科学と、多岐にわたる分野の多くの先輩方に指導していただいた。

本書の内容の責任はすべて私一人にあるので、ここでいちいちお名前を挙げることは控えるが、東京慈恵会医科大学（精神医学講座）の宮田久嗣教授には、長年にわたって格別のお世話になってきたので、ここに記して謝意を表したい。

ダルクについては、関西学院大学の髙橋伸彰君にいろいろ教えてもらった。本書の心理学的な内容、ことに第2章には北海道医療大学の増山晃大君から有益な助言を得た。深く感謝する。

肖像の使用を快諾いただいたキンバリー・ヤング博士およびアーロン・ベック博士に感謝する。

編集担当の嘉山恭子さんには辛抱強く筆者の原稿につきあってもらい、読者の代表として今日の形に育てていただいた。深く感謝する。

・National Institute of Drug Abuse: Therapy Manuals for Drug Addiction No.1 A Cognitive-Behavioral Approach- Treating Cocaine Addiction, 1998.
・オブライアン WB, ヘニカン E（吉田暁子訳）：薬物依存からの脱出 - 治療共同体デイトップは挑戦する，日本評論社，2008 （O'Brien WB, Henican E. You Can't Do It Alone-The Daytop Way to Make Your Child Drug Free, Simon & Schuster, 1993）.
・Starosta AN, Leeman RF, Volpicelli, JR, The BRENDA Model: Integrating Psychosocial Treatment and Pharmacotherapy for the Treatment of Alcohol Use Disorders. J Psychiatr Pract, 12: 80-89, 2006.
・高橋伸彰：我が国における依存者による自助活動：ダルクを中心に，行動科学，46：41-47, 2007.
・Tonigan JS, Toscova, R, Miller WR: Meta-analysis of the literature on Alcoholics Anonymous: sample and study characteristics moderate findings. J Stud Alcohol, 57: 65-72, 1996.
・Waldron HB, Kaminer Y: On the learning curve: the emerging evidence supporting cognitive-behavioral therapies for adolescent substance abuse. Addiction. 99 Suppl 2: 93-105, 2004.
・柳田知司：薬物依存症の薬物療法，和田清（編）精神医学レビュー No.34, 薬物依存，pp.21-27, ライフ・サイエンス，2000.

〔第 6 章〕
・コンピュータ教育開発センター（財団法人）：平成 21 年度文部科学省委託事業「学校における情報モラル等教育の推進事業（指導者養成事業）」実施報告書，2010.
・Dreher JC, Meyer-Lindenberg A, Kohn P, Berman KF: Age-related changes in midbrain dopaminergic regulation of the human reward system. Proc Natl Acad Sci USA. 105: 15106-15111, 2008.
・法務総合研究所，2005, アジア地域における薬物乱用の動向と効果的な薬物乱用者処遇対策に関する調査研究
・小森榮弁護士のホームページ：http://www2u.biglobe.ne.jp/% 257eskomori/kisei/kisei1/kisei1-3.html
・小沼杏坪：薬物依存者の治療・更生，石川哲也・岸田修一・長野健一・山本章（編著）薬物乱用防止の知識とその教育，薬事日報社，pp.99-105, 2000.（第 5 章の文献 1 と同じ）
・ノーラン JL（小沼杏坪　監訳）：ドラッグ・コート - アメリカ刑事司法の再編，丸善プラネット，2006（Nola Jr. JL: REINVENTING JUSTICE-The American drug court movement, Princeton Univ Press, 2001）
・嶋根卓也：ハーム・リダクション，独立行政法人 国際協力機構・青年海外協力隊事務局，『エイズ対策入門』，pp.108-111, 2010.
・Thomson N, Moore T, Crofts N: Assessing the impact of harm reduction programs on law enforcement in Southeast Asia: a description of a regional research methodology. Harm Reduct J. 2012 Jul 9;9(1):23.
・Williams RJ, Wood RT, Currie SR: Stacked Deck: an effective, school-based program for the prevention of problem gambling. J Primary Prevention, 31: 109-125, 2010.

Public Health, 88: 1702-1704, 1998.
- Takano Y, Takahashi N, Tanaka D, Hironaka N: Big Losses Lead to Irrational Decision-Making in Gambling Situations: Relationship between Deliberation and Impulsivity. PLoS ONE, 5: e9368, 2010.

〔第５章〕
- Adams HE, Wright LW, Lohr BA: Is Homophobia Associated With Homosexual Arousal? J Abnorm Psychol., 105: 440-445, 1996.
- アルバート PA, トルートマン AC （佐久間徹・谷晋二　監訳）はじめての応用行動分析，二瓶社，1992（Alberto PA, Troutman AC: Applied Behavior Analysis for Teachers 2nd ed, Charles E Merrill, 1986）.
- Bischof G, Rumpf HJ, Hapke U, Meyer C, John U: Maintenance factors of recovery from alcohol dependence in treated and untreated individuals. Alcohol Clin Exp Res, 24: 1773-1777, 2000.
- Demyttenaere K, Enzlin P, Dewé W, Boulanger B, De Bie J, De Troyer W, Mesters P: Compliance with antidepressants in a primary care setting, 1: Beyond lack of efficacy and adverse events. J Clin Psychiatry, 62 Suppl 22: 30-33, 2001.
- Finney JW, Noyes CA, Coutts AI, Moos RH: Evaluating substance abuse treatment process models: I. Changes on proximal outcome variables during 12-step and cognitive-behavioral treatment. J Stud Alcohol, 59; 371-380, 1998.
- Goldstein RZ, Craig AD, Bechara A, Garavan H, Childress AR, Paulus MP, Volkow ND: The neurocircuitry of impaired insight in drug addiction. Trends Cogn Sci. 13: 372-380, 2009.
- Grant JE, Potenza MN, Hollander E, Cunningham-Williams R, Nurminen T, Smits G, Kallio A: Multicenter investigation of the opioid antagonist nalmefene in the treatment of pathological gambling. Am J Psychiatry. 163: 303-12, 2006.
- 原井宏明：依存症における動機づけ面接ワークショップ，西田隆男（編），アディクション・カウンセラー養成講座，東京ダルク支援センター，pp.28-93, 2006.
- 猪野亜朗，アルコール性臓器障害と依存症の治療マニュアル，星和書店，1996.
- 岩本隆茂・高橋憲男：改訂版　現代学習心理学，川島書店，1987.
- 実森正子・中島定彦：学習の心理 - 行動のメカニズムを探る，コンパクト新心理学ライブラリ第２巻，サイエンス社，2000.
- 小林桜児：精神科病院における薬物依存症治療：SMARPP について，こころのりんしょう à·la·carte, 29: 79-83, 2010.
- 小沼杏坪：薬物依存者の治療・更生，石川哲也・岸田修一・長野健一・山本章（編著）薬物乱用防止の知識とその教育，薬事日報社，pp.99-105, 2000.
- Litt MD, Kadden RM, Kabela-Cormier E, Petry NM : Coping skills training and contingency management treatments for marijuana dependence: exploring mechanisms of behavior change. Addiction. 103: 638-648, 2008.
- 永野潔：薬物乱用・依存治療と治療共同体・自助グループ，和田清（編）精神医学レビュー No.34, 薬物依存，pp.81-88, ライフ・サイエンス，2000.
- 中村希明：アルコール症治療読本，星和書店，1982.

abnormal forms of aggression in rats with extremes in trait anxiety -Involvement of the dopamine system in the nucleus accumbens. Psychoneuroendocrinology. 37: 1969-1980, 2012.
・Berkowitz L: Aggression, Its Causes, Consequences, and Control. Temple Univ Press, 1993.
・Black DW: Compulsive buying-clinical aspects, in Aboujaoude E, Koran LM (eds) Impulse Control Disorders, Cambridge Univ Press, pp.5-22, 2010.
・Block JJ: Issues for DSM-V: Internet Addiction, Am J Psychiat, 165: 306-307, 2008.
・Bostwick JM, Bucci JA: Internet sex addiction treated with naltrexone. Mayo Clin Proc. 83: 226-230, 2008.
・Breiter HC, Aharon I, Kahneman D, Dale A, Shizgal P : Functional Imaging of Neural Responses to Expectancy and Experience of Monetary Gains and Losses. Neuron, 30: 619-639, 2001.
・コンピュータ教育開発センター（財団法人）. 情報化が子どもに与える影響（ネット使用傾向を中心として）に関する調査報告書 , 2002.
・Gehring WJ, Willoughby AR: The medial frontal cortex and the rapid processing of monetary gains and losses. Science. 295: 2279-2282, 2002.
・Grant JE, Odlaug BL: Pathological gambling: clinical aspects, in Aboujaoude E, Koran LM (eds) Impulse Control Disorders, Cambridge Univ Press, pp.51-74, 2010.
・帚木蓬生：ギャンブル依存とたたかう , 新潮選書 , 2004.
・Holden C: 'Behavioral' Addictions: Do They Exist?, Science, 294: 980-982, 2001.
・井田政則：自己制御と衝動 . 立正大学心理学部研究紀要 , 1: 3-18, 2003.
・加賀乙彦：ドストエフスキイ . 中公新書 , 1973.
・鍛冶博之：パチンコホール業界の現代的課題と対策（1）, 社会科学 , 78: 23-47, 2007.
・Knutson B, Adams CM, Fong GW, Hommer D: Anticipation of Increasing Monetary Reward Selectively Recruits Nucleus Accumbens. J Neurosci. 21, RC159: 1-5, 2001.
・Madden GJ, Petry NM, Badger GJ, Bickel WK: Impulsive and self-control choices in opioid-dependent patients and non-drug-using control patients-Drug and monetary rewards. Exp Clin Psychopharm. 5: 256-262, 1997.
・Mick TM, Hollander E: Impulsive-compulsive sexual behavior. CNS Spectr. 11: 944-955, 2006.
・内閣府男女共同参画局：男女間における暴力に関する調査（平成 23 年度調査）. 2012.
・O'Doherty J, Kringelbach ML, Rolls ET, Hornak J, Andrews C: Abstract reward and punishment representations in the human orbitofrontal cortex. Nat Neurosci. 4: 95-102, 2001.
・長田洋和・上野里絵：ネット中毒をめぐって -Internet Addiction Test(IAT) 日本語版について . アディクションと家族 , 22: 141-147, 2005.
・Pedersen CA: Biological aspects of social bonding and the roots of human violence. Ann N Y Acad Sci. 1036: 106-127, 2004.
・Potenza MN, Steinberg MA, Skudlarski P, Fulbright RK, Lacadie CM, Wilber MK, Rounsaville BJ, Gore JC, Wexler BE: Gambling urges in pathological gambling: a functional magnetic resonance imaging study. Arch Gen Psychiatry. 60: 828-836, 2003.
・Rachlin H, Raineri A, Cross D: Subjective probability and delay. J Exp Anal Behav, 55: 233-244, 1991.
・Schafer J, Caetano R, Clark CL: Rates of Intimate Partner Violence in the United States. Am J

- Foley JD: Adolescent use and misuse of marijuana. Adolesc Med Clin. 17: 319-334, 2006.
- Ilan AB, Smith ME, Gevins A : Effects of marijuana on neurophysiological signals of working and episodic memory. Psychopharmacology (Berl). 176: 214-222, 2004.
- Hackshaw AK, Law MR, Wald NJ: The accumulated evidence on lung cancer and environmental tobacco smoke. BMJ. 315: 980-988, 1997.
- Hirayama T: Non-smoking wives of heavy smokers have a higher risk of lung cancer: a study from Japan. Br Med J (Clin Res Ed). 282: 183-185, 1981.
- 保刈成男 : 毒薬 , 雪華社 , 1963.
- 加藤伸勝 : 薬物依存：生物・心理・社会性障害の視点から , 新興医学出版社 , 1993.
- カラット JW（中溝幸夫・木藤恒夫ほか訳）: バイオサイコロジー - 心理学の新しい流れ（第二版）サイエンス社 , pp.375-388, 1987.（Kalat JW: Biological Psychology, 2nd ed. Wadsworth Publishing, 1984）
- Khoury L, Tang YL, Bradley B, Cubells JF, Ressler KJ: Substance use, childhood traumatic experience, and Posttraumatic Stress Disorder in an urban civilian popullation, Depression and Anxiety, 27: 1077-1086, 2010.
- 小林司 : 心にはたらく薬たち , ちくまぶっくす , 1985.
- Olds J: Drives and Reinforcements, Raven Press, 1977.
- 佐藤哲彦 : 覚醒剤の社会史 - ドラッグ・ディスコース・統治技術 , 東信堂 , 2006.
- Schultz W: Behavioral theories and the neurophysiology of reward. Annu Rev Psychol. 57: 87-115, 2006.
- Shen HW, Toda S, Moussawi K, Bouknight A, Zahm DS, Kalivas PW: Altered Dendritic Spine Plasticity in Cocaine-Withdrawn Rats. J Neurosci. 29: 2876-2884, 2009.
- 宮里勝政 : 薬物依存 . 岩波新書 , 1999.
- Volkow ND, Wang GJ, Fowler JS, Tomasi D, Telang F: Addiction: Beyond dopamine reward circuitry. Proc Natl Acad Sci USA. 108: 15037-15042, 2011.
- 和田清 : 依存性薬物と乱用・依存・中毒 - 時代の狭間を見つめて , 星和書店 , 2000.
- 和田清 : 薬物依存の脳内メカニズム , 講談社　こころライブラリー　イラスト版 , pp.26-27, 2010.
- World Health Organization: Global status report on alcohol and health, 2011.
- 山崎幹夫 : 毒の話 . 中公新書 , 1985.

〔第 4 章〕

- Aboujaoude E, Koran LM (eds): Impulse Control Disorders. Cambridge Univ Press, 2010.
- Aboujaoude E, Koran LM, Gamel N, Large MD, Serpe RT: Potential Markers for Problematic Internet Use : A Telephone Survey of 2,513 Adults. CNS Spectr. 11: 750-755, 2006.
- 安達正勝 : 物語　フランス革命：バスチーユ陥落からナポレオン戴冠まで . 中公新書 , 2008.
- バタイユ G（中山元訳）: 呪われた部分 - 有用性の限界 . ちくま学芸文庫 , 2003 (Bataille G: La limite de l'utile, Gallimard, 1976).
- Bechara A, Damásio AR, Damásio H, Anderson SW: Insensitivity to future consequences following damage to human prefrontal cortex. Cognition, 50: 7-15, 1994.
- Beiderbeck DI, Reber SO, Havasi A, Bredewold R, Veenema AH, Neumann ID: High and

・今田寛・宮田洋・賀集寛（共編）：心理学の基礎　三訂版，培風館，2003.
・石本雄真：居場所感に関連する大学生の生活の一側面，神戸大学大学院人間発達環境学研究科研究紀要，2: 1-6, 2008.
・角丸歩・山本太郎・井上健：大学生の自殺・自傷行為に対する意識，臨床教育心理学研究（関西学院大学），31: 69-76, 2005.
・国民生活審議会調査部会，コミュニティ問題小委員会報告：コミュニティ - 生活の場における人間性の回復，1969.
・国際復興開発銀行 / 世界銀行（日本公衆衛生協会日本語版発行）：対策はどこまで進んでいるか - たばこ流行の抑制，たばこ対策と経済，1999（Curbing the Epidemic- Government and the Economics of Tobacco Control, The International Bank for Reconstruction and Development/The World Bank, 1999）.
・厚生労働省：平成 21 年 国民生活基礎調査，2009.
・松田義幸：世界のギャンブル　遊びの歴史，別冊國文学 61　ギャンブル - 破滅と栄光の快楽，学燈社，pp.138-143, 2006.
・Mulia N, Schmidt L, Bond J, Jacobs L, Korcha R:Stress, Social Support and Problem Drinking among Women in Poverty, Addiction, 103: 1283-1293, 2008.
・成田健一・下仲順子・中里克治・河合千恵子・佐藤眞一・長田由紀子：特性的自己効力感尺度の検討 - 生涯発達的利用の可能性を探る．教育心理学研究，43: 306-314, 1995.
・信田さよ子：物質依存と家族，福居顯二（編）脳とこころのプライマリケア，第 8 巻『依存』，シナジー，pp.106-113, 2011.
・小畑豊美・伊藤義美：青年期の心の居場所の研究 - 自由記述に表れた心の居場所の分類．情報文化研究，14：59-73, 2001.
・齋藤路子・沢崎達夫・今野裕之：自己志向的完全主義と攻撃性および自己への攻撃性の関連の検討 - 抑うつ，ネガティブな反すうを媒介として．パーソナリティ研究，17: 60-71, 2008.
・和田清・嶋根卓也・鈴木雅子・長岡邦子：高校生における違法ドラッグを含む薬物乱用の実態把握に関する研究．平成 19 年度厚生労働科学研究費補助金，医薬品・医療機器等レギュラトリーサイエンス総合研究事業，分担研究報告書，2007.
・和田清・水野菜津美・嶋根卓也・立森久照・勝野眞吾：飲酒・喫煙・薬物乱用についての全国中学生意識・実態調査（2012 年），平成 24 年度厚生労働科学研究費補助金，医薬品・医療機器等レギュラトリーサイエンス総合研究事業，分担研究報告書，2013.
・Zuckerman M, Kolin EA, Price L, Zoob I: Development of a sensation-seeking scale. Journal of Consulting Psychology, 28: 477-482, 1964.

〔第 3 章〕

・Besaratinia A, Pfeifer GP: Second-hand smoke and human lung cancer. Lancet Oncol. 9: 657-666, 2008.
・Demirakca T, Sartorius A, Ende G, Meyer N, Welzel H, Skopp G, Mann K, Hermann D: Diminished gray matter in the hippocampus of cannabis users: Possible protective effects of cannabidiol. Drug Alcohol Depend. 114: 242-245, 2010.
・江口圭一：日中アヘン戦争，岩波新書，1988.

参考文献（ABC 順）

〔第 1 章〕

- American Psychiatric Association: Desk Reference to the Diagnostic Criteria from DSM-5, American Psychiatric Publishing, Inc., 2013.
- Cochrane R:Social aspects of illegal drug use, in Sanger DJ, Blackman DE (eds.) Aspects of Psychopharmacology, Methuen, London & New York, pp. 110-139, 1984.
- 廣中直行 : 喫煙・飲酒の精神薬理効果 , アルコールと医学生物学 , 25: 16-22, 2005.
- 加藤信・鈴木勉・高田孝二（編著）: 薬物依存研究の最前線 , 星和書店 , 1999.
- 警察庁組織犯罪対策部：平成二十二年の薬物・銃器情勢 , 2010.
- Koob GF, Le Moal M: Drug addiction, dysregulation of reward, and allostasis. Neuropsychopharmacology. 24: 97-129,2001.
- 厚生労働省：国民健康・栄養調査 , 2010.
- 日本アルコール関連問題学会：アルコール白書簡易版 , 2011.
- 太田健介 : 病的賭博患者の特徴 -1 医療機関を受診した 105 例の検討から , 精神神経学雑誌 , 110: 1023-1035, 2008
- Saxe L:Lying:Thoughts of an applied social psychologist. American Psychologist, 46: 409-415,1991.
- シェフ　AW（斎藤学　監訳）: 嗜癖する社会 , 誠信書房 , 1992（Schaef AW, When Society Becomes an Addict, Harper Collins, 1987）.
- 仙波純　. DSM 5 ドラフトの概観 - ディメンジョン評価という新しい診断アプローチの提唱 , 精神科治療学 , 25: 989-993, 2010.
- 総務省統計局：平成 23 年社会生活基本調査 , 2012.
- 総務省統計局：平成 22 年国勢調査 , 2011.
- Sussman S, Lisha N, Griffiths M: Prevalence of the addictions: A Problem of the Majority or the Minority? Evaluation & the Health Professions, 34: 3-56, 2011.
- 和田清 : 薬物乱用・依存の現状と鍵概念 , こころの科学 , 111: 14-21.2003.
- World Health Organization: The ICD-10 Classification of Mental and Behavioural Disorders: Clinical descriptions and diagnostic guidelines, 1992（融道男ほか監訳：ICD-10：精神および行動の障害：臨床記述と診断ガイドライン, 医学書院 , 1993）.

〔第 2 章〕

- Bandura A: Self-Efficacy Mechanism in Human Agency, American Psychologist, 37: 122-147, 1982.
- Bandura A, Ross D, Ross SA: Transmission of aggression through imitation of aggressive models. Journal of Abnormal and Social Psychology, 63, 575-82, 1961.
- Cramer P: Defense mechanisms in psychology today, American Psychologist, 55: 637-646, 2000.
- オートフイユ M, ヴェレア D（奥田潤・奥田陸子訳）: 合成ドラッグ , 文庫クセジュ（白水社）, 2004. (Hautefeuille M, Véléa D: Les drogues de synthèse, 2000, Collection QUE SAIS-JE? No3625)
- 堀哲郎 : 脳と情動 , ブレインサイエンス・シリーズ第 6 巻 , 共立出版 , 1991.
- Hovland CI and Weiss W: The Influence of Source Credibility on Communication Effectiveness. Public Opinion Quarterly, 15: 635-650, 1951.

｜著者｜廣中直行
1956年山口県生まれ。東京大学文学部卒業、同大学院人文科学研究科心理学専攻博士課程単位取得退学。実験動物中央研究所、理化学研究所脳科学総合研究センター、専修大学文学部教授を経て、科学技術振興機構CREST研究員。三菱化学メディエンス嘱託。専門は行動薬理学。医学博士。著書に『人はなぜハマるのか』（岩波書店）、『快楽の脳科学』（NHK出版）、『やめたくてもやめられない脳』（筑摩書房）などがある。

依存症《いぞんしょう》のすべて 「やめられない気持《きも》ち」はどこから来《く》る？　こころライブラリー

2013年9月19日　第1刷発行
2014年2月5日　第2刷発行

著　者　廣中直行《ひろなかなおゆき》
発行者　鈴木　哲
発行所　株式会社講談社
東京都文京区音羽二丁目12－21　郵便番号112－8001
電話番号　出版部　03－5395－3560
　　　　　販売部　03－5395－3622
　　　　　業務部　03－5395－3615
印刷所　慶昌堂印刷株式会社
製本所　株式会社若林製本工場

ISBN978-4-06-259496-7
N. D. C. 140　301p　19cm